Docteur P. CAVAILLÈS

L'ACÉTONURIE

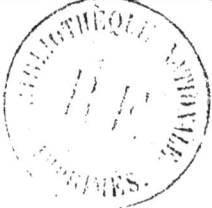

MONTPELLIER
IMPRIMERIE CENTRALE DU MIDI
(HAMELIN FRÈRES)

1894

DE
L'ACÉTONURIE

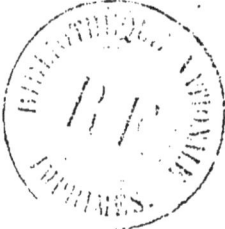

PAR

Pierre CAVAILLÈS

Docteur en médecine

ANCIEN INTERNE

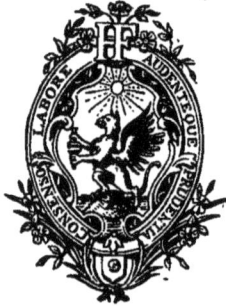

MONTPELLIER
IMPRIMERIE CENTRALE DU MIDI
(HAMELIN FRÈRES)
—
1894

A MON PÈRE

A MA MÈRE

A TOUS MES PARENTS

A MES AMIS

P. CAVAILLÈS.

INTRODUCTION

—

Pendant notre internat à l'asile d'Auch, nous avons eu l'occasion de nous occuper de l'acétonurie, aussi c'est avec empressement qu'ayant pu, dans le service de M. le professeur Carrieu, observer un diabétique acétonurique, nous avons saisi l'occasion qui nous était offerte de compléter nos études sur ce sujet.

C'est le résultat de nos recherches que nous présentons à nos Juges comme sujet de notre thèse inaugurale. Nous n'avons pas la prétention d'avoir fait une œuvre originale. Nous ne croyons pas avoir élucidé complètement cette question d'acétonurie à laquelle se rattache la question de pathogénie du coma, surtout du coma diabétique ; nous avons voulu seulement recueillir et présenter une observation qui nous a paru d'autant plus intéressante que nous n'en avons pas trouvé de semblables dans la littérature médicale.

Nous rapportons en effet des observations dans lesquelles l'acétone produit un commencement d'auto-intoxication, une acétonémie passagère ; d'autres où l'acétonurie, plus forte ou plus persistante, détermine une lésion épithéliale du rein et cause le coma : dans notre observation on pourra voir à la fois les petits accidents de l'acétonurie, peu graves parce que le filtre rénal fonctionne bien, et le coma mortel à la suite de la néphrite que produit à la longue l'hyperexcrétion de l'acétone.

Abstraction faite de quelques cas isolés, publiés par Prout, von Jaksch, etc., c'est à Kussmaul (1874) qu'est due la première description complète des accidents nerveux graves qui surviennent au cours du diabète sucré.

Aujourd'hui, si le coma diabétique est assez bien connu au point de vue clinique, si le tableau séméiologique est achevé au moins dans ses grandes lignes, il est loin d'en être ainsi en ce qui concerne la pathogénie de cette encéphalopathie spéciale.

C'est sur ce point que les recherches se sont multipliées dans ces derniers temps, principalement en Allemagne.

Ce serait une tâche aride et sans réelle utilité, que de passer en revue tous les ouvrages parus, toutes les théories émises sur la pathogénie du coma diabétique. A ceux qu'un semblable historique pourrait intéresser, signalons le premier mémoire d'Ebstein (*Deutsch. Arch. für klin. Med.*, Bd XXVIII). Ce qui a paru depuis est chronologiquement relaté dans notre Index bibliographique.

Afin de faire un travail présentant un peu plus d'ensemble, nous avons étudié l'acétonurie en général.

Après un premier chapitre chimique sur l'acétone, nous étudierons sa formation et son élimination chez l'homme sain. Cela constituera notre second chapitre.

Sous le titre d'acétonurie pathologique, nous grouperons tous les cas dans lesquels on a observé une hypersécrétion d'acétone ; c'est dans ce chapitre III que nous étudierons le coma acétonémique, le coma diabétique.

Nos observations ensuite, un quatrième chapitre pour le traitement, enfin nos conclusions, tel est l'exposé du modeste travail que nous soumettons à nos Juges en réclamant toute leur indulgence.

Remercions en terminant tous nos Maîtres de la Faculté de Montpellier pour le précieux enseignement que nous avons reçu d'eux.

Que M. le professeur Carrieu reçoive l'expression de toute notre gratitude pour l'honneur qu'il nous fait en acceptant la présidence de notre thèse.

L'ACÉTONURIE

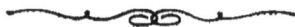

CHAPITRE PREMIER

L'ACÉTONE

En 1754, le marquis de Courtenvaux découvre l'acétone en distillant du verdet (acétate basique de cuivre). Cinquante-cinq ans plus tard, étudiée sous le nom d'esprit pyroacétique par Chenavix, les frères Derosne, elle reçoit de Bussy le nom d'acétone.

Chancel fut le premier qui rapprocha les acétones des aldéhydes, en énonçant que les premières sont une combinaison des secondes avec l'hydrocarbure simple de la série immédiatement antérieure. Il appelait l'acétone une aldéhyde méthylée.

Les acétones sont, en effet, des aldéhydes dont une molécule d'hydrogène est remplacée par un radical alcoolique.

L'acétone normale, dont la formule est C^3H^6O, représente l'aldéhyde ordinaire C^2H^3OH dont l'hydrogène est remplacée par le radical alcoolique méthyle $(CH^3)'$.

On obtient de l'acétone :

1° En soumettant les acétates de soude, de plomb, de chaux, etc., à la distillation. Le produit obtenu, rectifié sur du chlorure de calcium et distillé à nouveau, donne de l'acétone pure bouillant à 56°, à la pression de 760 mm.

2° En faisant passer des vapeurs d'acide acétique dans un tube de porcelaine chauffé au rouge, l'acide acétique est décomposé en acétone, acide carbonique et eau suivant l'équation :

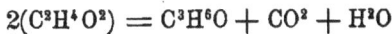

$$2(C^3H^4O^2) = C^3H^6O + CO^2 + H^2O$$

3° Dans la distillation sèche du sucre des acides lactique, tartrique, etc.

Ces deux dernières préparations sont très importantes, car elles nous aideront à expliquer la formation de l'acétone dans l'organisme, surtout dans l'organisme du diabétique.

L'oxydation des alcools secondaires nous donne également de l'acétone suivant la réaction :

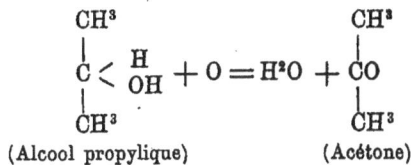

$$
\begin{array}{cc}
CH^3 & CH^3 \\
| & | \\
C < {}^H_{OH} + O = H^2O + CO \\
| & | \\
CH^3 & CH^3 \\
\text{(Alcool propylique)} & \text{(Acétone)}
\end{array}
$$

Les acétones résultent de la combinaison du groupement bivalent $(C=O)''$ avec deux radicaux alcooliques qui peuvent être identiques ou différents.

C'est le radical méthyle qui sature les deux valences de $(C=O)''$, dans l'acétone ordinaire qu'on appelle aussi diméthylacétone.

Cette constitution, dit Engel, est prouvée par l'expérience.

On sait que l'oxyde de carbone fixe, sous l'influence des rayons solaires, deux atomes de chlore et donne naissance à l'oxychlorure de carbone CoCl². Cet oxychlorure fournit de l'acétone ordinaire, lorsqu'on le fait agir sur le sodium méthyle :

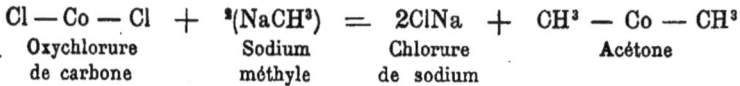

$$Cl - Co - Cl \; + \; {}^2(NaCH^3) \; = \; 2ClNa \; + \; CH^3 - Co - CH^3$$

| Oxychlorure de carbone | Sodium méthyle | Chlorure de sodium | Acétone |

L'acétone est un liquide incolore, très fluide, d'une odeur éthérée particulière, d'une saveur brûlante. D'une densité de 0,814 à 0°, elle est soluble en toute proportion dans l'eau, l'alcool et l'éther.

Sous l'influence de l'air et des alcalis caustiques, l'acétone se résinifie ; elle se détruit sous l'influence des agents oxydants et se convertit en alcool propylique secondaire, sous celle de l'hydrogène naissant.

Normalement, comme nous le verrons, l'acétone se forme dans le corps. C'est Markownikoff qui, le premier, a trouvé l'acétone dans les urines. Depuis, on a constaté sa présence dans le sang (Rupstein, Lambl, etc.), dans la sueur (Devoto), dans la salive (Mosler) et autres liquides de l'organisme.

En petite quantité ou mélangée à l'eau, l'acétone est inoffensive, aussi son excrétion normale est sans effet sur l'épithélium de nos muqueuses.

L'hyperexcrétion, tout au contraire, cause de graves lésions du rein. Sa présence dans le corps en quantité assez forte, par suite d'une production trop grande ou d'une élimination incomplète, retentit d'une façon désastreuse sur l'organisme tout entier et principalement sur les centres nerveux.

L'acétone, comme nous le montrerons, est un toxique, un toxique stupéfiant.

Pour rechercher l'acétone dans les liquides de l'organisme, on peut se servir de plusieurs réactifs. Nous allons décrire les plus usuels :

1° RÉACTIF DE LIEBEN (1)

Ce réactif est le plus généralement employé. Il est d'une sensibilité extrême et permet de découvrir des traces minimes d'acétone. Voici en quoi il consiste :

Si, dans un liquide contenant de l'acétone, on ajoute quelques gouttes d'une solution iodurée d'iodure de potassium et un excès de soude, il se forme un précipité d'iodoforme ; si la quantité d'acétone est notable, le précipité est abondant et se dépose au fond du verre.

2° RÉACTIF DE LEGAL

Si, à une solution d'acétone, on ajoute quelques gouttes d'une solution de nitroprussiate de soude, puis une lessive de soude concentrée, il se produit une coloration rouge carmin qui, au bout de quelque temps, passe au jaune vert.

Une trace d'acide acétique fait reparaître pour un instant la coloration rouge carmin, qui disparaît à son tour sous l'influence d'un excès d'acide.

Si après cela on chauffe le liquide, il se forme un précipité de bleu de Berlin. Ce réactif est encore sensible, quand la solution d'acétone est au 5/1000; seulement à ce degré de dilution la coloration et la succession des couleurs est peu marquée.

3° RÉACTIF DE REYNOLD

Si, à une solution d'acétone, on ajoute quelques gouttes de chlorure de mercure et un excès de lessive de soude, il se

(1) Romme, Thèse de Paris, 1888.

forme un précipité d'oxyde de mercure. On filtre avec précaution pour avoir un liquide absolument clair, et l'on verse ensuite le liquide filtré dans un verre et on ajoute du sulfure d'ammonium. On laisse reposer, et au contact des deux liquides il se forme un anneau noir de sulfure de mercure. Cette réaction apparaît encore quand la solution d'acétone est au 5/1000.

4° RÉACTIF DE CHAUTARD

On dissout 0 gr. 25 de fuchsine dans 500 grammes d'eau, et l'on fait passer dans la solution un courant de gaz sulfureux ; le liquide se décolore facilement et prend bientôt une teinte très claire, qu'un excès d'acide sulfureux ne modifie plus.

Pour retrouver l'acétone dans l'urine, il suffit de verser, dans un tube à essai contenant 15 à 20 cc. d'urine, quelques gouttes de réactif ; une coloration violette se produit infailliblement, s'il y a de l'acétone.

L'acétone pure ou au 1/10 produit un violet magnifique ; une solution au 1/400, un violet d'une intensité notable ; une solution au 1/1000 produit une teinte sensible.

Dans les produits de distillation de l'urine, le réactif de Chautard permet de découvrir l'acétone, quand elle est au 1/10000.

Une fois préparé, ce réactif peut servir longtemps, et son emploi est des plus simples.

5° ENFIN LE RÉACTIF DE GERHARDT

En ajoutant à l'urine qui contient de l'acétone quelques gouttes d'acide sulfurique, on obtient une coloration rose clair ; quelques gouttes de perchlorure de fer donnent une couleur rouge brun, rouge vin de Bordeaux, ou de Porto.

Toutefois ce réactif, si simple et si commode, n'est pas caractéristique seulement de l'acétone, et la coloration rouge

brun se produit également, si l'urine contient l'acide acéthylacétique, ou l'éther acéthylacétique.

Ces deux corps se trouvent fréquemment dans l'urine, en
même temps que l'acétone, et plusieurs auteurs les incriminent
dans la production de divers troubles de l'organisme, le coma
diabétique notamment.

Nous, verrons plus loin que ni l'acide acéthylacétique, ni
l'éther acéthylacétique, ne sont des causes directes. Par eux-
mêmes, ils ne sont pas toxiques, et ce n'est qu'indirectement
qu'ils contribuent à la production des accidents acétonémiques
en donnant naissance à l'acétone ; on ne peut leur reprocher
qu'une paternité malheureuse.

Un mot sur leur composition chimique :

La formule rationnelle de l'éther acéthylacétique est CH^3—
CO—CH^2—$CO.OC^2H^5$. Très instable, ce corps se décompose
facilement sous l'influence de l'eau, en donnant de l'acétone,
de l'acide carbonique et de l'alcool. Ce que l'on peut exprimer
par l'équation suivante :

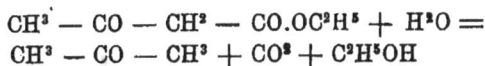

$$CH^3 - CO - CH^2 - CO.OC^2H^5 + H^2O =$$
$$CH^3 - CO - CH^3 + CO^2 + C^2H^5OH$$

L'acide acéthylacétique est un liquide incolore à réaction
très acide, miscible à l'eau en toute proportion ; il donne
avec le chlorure ferrique une coloration violette très intense.

Sa formule de constitution est :

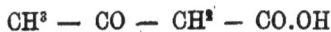

$$CH^3 - CO - CH^2 - CO.OH$$

Il est extrêmement instable et se décompose facilement en
acétone, acide carbonique et eau selon l'équation :

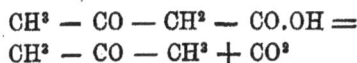

$$CH^3 - CO - CH^2 - CO.OH =$$
$$CH^2 - CO - CH^3 + CO^2$$

Maintenant que nous connaissons les propriétés et la composition chimique de l'acétone, nous allons voir comment
elle peut se former dans l'organisme sain. Nous allons étudier
l'*Acétonurie physiologique*.

CHAPITRE II

ACÉTONURIE PHYSIOLOGIQUE

En 1890, pendant notre internat à l'Asile d'Auch, ayant eu connaissance d'un travail sur l'acétonurie chez les aliénés, nous avons eu l'occasion de faire des recherches sur l'urine de nos malades. Nous avons essayé plusieurs réactifs (Gerhardt, Legal, Lieben, etc.) et avons choisi celui de Lieben, de beaucoup plus sensible que les autres. Il révèle en effet la présence de l'acétone dans une solution au 1/10000.

Dans toutes les urines que nous avons examinées, nous avons constaté la présence de l'acétone.

Nous eûmes alors l'idée de rechercher l'acétone dans l'urine normale. Pour cela, à deux reprises différentes, nous avons recueilli l'urine de dix surveillants en parfaite santé.

Avec le réactif de Lieben, nous avons toujours trouvé au moins des traces d'acétone dans l'urine ou dans son distillat.

Tout le monde est à peu près d'accord sur la valeur du réactif de Lieben.

Le seul reproche qu'on lui adresse, c'est de donner également un précipité d'iodoforme, quand le liquide examiné renferme de l'alcool.

Pour éviter cette cause d'erreur, et afin que l'urine de nos sujets ne contienne pas d'acool, nous avons soumis surveillants et malades à une diète absolue de boissons alcooliques, quarante-huit heures avant de commencer à recueillir leur urine.

Nous n'avons pas besoin d'ajouter que les urines examinées ne contenaient ni sucre, ni albumine.

On voit que le résultat de nos recherches est assez probant. Et cependant, la quantité d'acétone dans l'urine de l'homme sain paraît si faible, les résultats de l'analyse si douteuse, que nous n'oserions, d'après nos seules expériences, affirmer l'existence de l'acétonurie physiologique. Le manuel opératoire est trop délicat et notre inexpérience du laboratoire trop grande. Si nous donnons aujourd'hui le résultat tout à fait sommaire de nos recherches, c'est qu'il concorde avec ceux obtenus par des expérimentateurs plus habiles et plus autorisés que nous.

R. von Jaksch d'abord, dès 1882, affirme l'existence de l'acétonurie physiologique. Pour lui, la présence de l'acétone dans l'organisme est un phénomène normal ; c'est un produit de la décomposition des albuminoïdes.

Baginski se rallie à la théorie de von Jaksch. Dans son travail sur l'acétonurie chez les enfants, paru en 1888, il dit avoir trouvé l'acétone en faible quantité, chez des enfants jouissant d'une santé parfaite. Dans ses recherches, il s'est simultanément servi des réactifs de Lieben, Reynold et Legal.

L'adulte, d'après von Jaksch, excrète 0,010 d'acétone dans les vingt-quatre heures. Engel, dans un travail paru en 1892 sur les « Variations quantitatives de l'acétone », donne de 6 à 18 milligrammes d'acétone dans l'urine des vingt-quatre heures comme moyenne. Le régime carné augmente beaucoup cette proportion, mais l'augmentation n'apparaît qu'au bout de quarante-huit heures. Rosenfeld a vu également chez des individus sains, soumis à la diète albumineuse (œufs, viande, café noir), l'acétonurie augmenter au bout de quarante-huit heures.

Chez les diabétiques soumis à cette diète, l'augmentation de l'acétonurie apparaît quatre ou cinq heures après ; elle est même immédiate, d'après Engel.

Devoto, dans la *Revue générale italienne de clinique médicale*, signale la présence de l'acétone dans la sueur de différents individus, sains ou malades.

Enfin les docteurs Bœck et Slosse, dans une communication sur l'acétonurie chez les aliénés, à la Société de médecine mentale de Belgique (1), disent avoir examiné, au point de vue de la recherche de l'acétone, les urines de quinze individus normaux, appartenant au personnel de l'Institut Golvay ; ils ont réuni dans un tableau les résultats de leur examen.

La présence de l'acétone a été constatée dans l'urine de ces quinze individus.

On avait recueilli l'urine à différentes heures de la journée. Les sujets ne faisaient pas une notable consommation d'alcool, aussi les auteurs n'admettent pas son existence dans les urines qu'ils ont examinées.

Nous ne sommes pas, on le voit, seuls à prétendre que l'acétonurie est une fonction normale ; toutefois, les partisans de l'acétonurie physiologique se comptent, ses adversaires sont, au contraire le plus grand nombre. Pourquoi ? Les objections qu'ils font sont-elles donc irréfutables? Non. Voyons-les :

D'abord, disent-ils, on ne trouve pas toujours de l'acétone dans les urines.

A cela nous répondrons : Dans l'urine de l'homme sain, l'acétone se trouve en quantité fort minime ; mais avec beaucoup de précaution, en employant un réactif sensible, et

(1) *Bulletin de la Société de médecine mentale de Belgique*, septembre 1891.

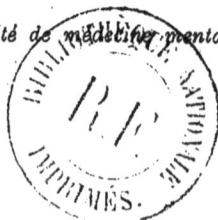

2

en opérant sur d'assez grandes quantités, on arrive toujours à trouver de l'acétone dans l'urine normale.

Nous avouerons cependant que le résultat obtenu peut être parfois douteux ; nous irons même plus loin, nous admettrons un résultat négatif. Est-ce une raison suffisante pour nier la formation normale d'acétone dans l'organisme ? D'abord les reins ne sont pas la seule voie d'élimination de l'acétone ; nous avons trouvé l'acétone dans la sueur (Devoto), dans la salive (Mosler), dans l'air expiré (Ebstein).

Poumons, glandes salivaires, glandes sudoripares, sont autant de voies d'excrétion qu'a l'organisme pour se débarrasser de ce produit toxique.

L'acétone peut donc se former dans le corps sans se rencontrer dans l'urine.

Allons même plus loin : admettons qu'on ne trouve d'acétone ni dans l'air expiré, ni dans aucun liquide de l'organisme. Cela prouve-t-il encore que l'acétonurie ou plutôt l'acétonogénie n'est pas une fonction normale ?

Mais nous voyons fréquemment, pour une cause quelconque, une fonction physiologique diminuée ou même complètement abolie ; pourquoi n'en serait-il pas de même de la fonction acétonogénique ?

On comprend plus facilement l'exagération d'une fonction normale qu'une anomalie ; et l'esprit est pleinement satisfait s'il considère l'acétonurie comme une fonction normale, physiologique, qui, dans certaines conditions, peut être diminuée ou même abolie, qui, dans d'autres, peut être exagérée et produire des phénomènes morbides.

Si l'acétone, dit-on encore, se forme normalement dans l'organisme sain, comment expliquez-vous sa formation ?

Nous allons essayer de répondre :

D'après R. von Jaksch, l'acétone serait un des déchets organiques provenant de la décomposition des substances quaternaires.

Jænicke avait constaté que le régime animal exclusif augmente l'acétonurie des diabétiques. Rosenfeld soumet des individus bien portants à une diète albumineuse rigoureuse et voit l'acétone augmenter dans leurs urines. Baginski soumet pendant quelques jours un chien à un régime quaternaire (viande dégraissée soigneusement) et constate une exagération de l'acétonurie physiologique. Enfin, tout récemment, Engel constate une augmentation de la quantité d'acétone, dans l'urine normale, à la suite du régime carné.

Tous ces faits nous démontrent clairement l'influence des substances quaternaires sur la production de l'acétone. Nous comprenons très bien la théorie de R. von Jaksch et nous l'adoptons entièrement.

Il nous semble d'ailleurs qu'on peut théoriquement comprendre la genèse de l'acétone aux dépens des substances albuminoïdes.

D'après Schüzenberger, l'albumine est une uréide complexe qui fournit, par son dédoublement, deux molécules d'urée, de l'acide acétique, et un mélange d'amines acides. L'urée est éliminée, mais non l'acide acétique, et, si nous poursuivons son dédoublement, nous voyons très bien que deux molécules d'acide acétique peuvent donner de l'eau, de l'acide carbonique et de l'acétone d'après l'équation suivante :

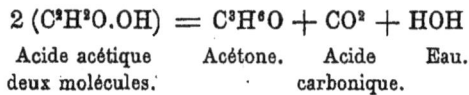

$$2\,(C^2H^3O.OH) = C^3H^6O + CO^2 + HOH$$

Acide acétique deux molécules.	Acétone.	Acide carbonique.	Eau.

Telle est l'acétonurie physiologique.

Si, sous l'influence d'une cause morbide quelconque, il se produit une excrétion exagérée d'acétone, nous aurons l'acétonurie pathologique.

Son étude fera l'objet du chapitre suivant.

CHAPITRE III

ACÉTONURIE PATHOLOGIQUE

Comment se produit l'acétonurie pathologique ? Autrement dit, quelles sont les causes qui déterminent dans l'organisme une production anormale d'acétone ?

Nous allons, avant de répondre à cette question, relater les différents cas dans lesquels on a trouvé une hypersécrétion d'acétone. Nous démontrerons ainsi l'existence de l'acétonurie pathologique, nous verrons sous l'influence de quelles causes elle se produit, et nous comprendrons mieux les diverses théories émises pour expliquer son hyperproduction.

R. von Jaksch, dans un travail paru en 1882, après avoir conclu à l'existence de l'acétone à l'état normal dans l'urine, mais en quantité très faible, ajoutait : Dans toutes les fièvres graves, l'acétone existe en proportion notable.

Depuis, Penzoldt a également constaté l'acétonurie dans les états fébriles à température élevée.

Baginski, dans son travail sur l'acétonurie chez les enfants, publie 10 observations, 4 complètes (2 pneumonies, 1 rougeole, 1 catarrhe gastrique fébrile), 6 dont il fait mention seulement : dans tous les cas, avec 3 réactifs différents, il a obtenu la miction de l'acétone.

Il se rallie à l'opinion de von Jaksch et adopte cette conclusion, parue dans un second travail sur l'acétonurie fébrile, en 1885, « dans tous les cas de fièvre l'urin distillée donne la réaction de l'iodoforme, et la quantité de matière produite est en rapport avec l'intensité de la fièvre. »

En 1884, répondant aux objections de Le Nobel, von Jaksch passe en revue les réactifs connus de l'acétone, et donne la préférence à celui de Lieben, qui permet de reconnaître dans l'eau un centième de milligramme d'acétone. Réaction de l'iodoforme.

Il signale l'acétonurie des mêmes malades, des fumeurs, etc., et affirme la présence de l'acétone dans le contenu stomacal, dans des états pathologiques fort divers.

Jænicke, Rosenfeld, admettent aussi l'acétonurie fébrile, et l'attribuent, comme von Jaksch et Baginski, à la combustion intense des albuminoïdes dans l'organisme, pendant la période fébrile.

Le fébricitant, en effet, est un vicié de la nutrition. Il est autophage. Il mange sa graisse, en grande partie, mais il détruit également ses muscles et se rapproche ainsi beaucoup de l'individu soumis à un régime carné exclusif.

Si l'autophagisme augmente la production d'acétone, nous devrons trouver dans l'inanition une acétonurie considérable. C'est, en effet, ce qui a été observé.

Dans leur communication à la Société de médecine mentale de Belgique, les docteurs de Bœck et Slosse signalent, comme dernière conclusion : « Que la quantité d'acétone augmente considérablement pendant l'inanition ; qu'il est utile de commencer l'alimentation artificielle lorsque, chez l'aliéné qui refuse de manger, la quantité d'acétone urinaire augmente dans de grandes proportions. »

Les auteurs donnent dans ce travail le résultat de leurs recherches sur l'urine des aliénés. Ils ont cherché l'acétone dans soixante-six urines différentes appartenant à trente et un aliénés, dans les circonstances les plus diverses, qu'ils fussent en état d'agitation, de dépression ou de calme. Et ils concluent après avoir donné le détail des malades :

« Dans toutes les urines examinées, nous avons trouvé de l'acétone en quantité variable.

» Aucune d'elles ne contenait d'albumine ni de sucre. Nous n'avons jamais obtenu la réaction rouge bourgogne de l'acide diacétique, ni la réaction violacée du phénol dans l'urine ou dans son distillat. »

Pour eux, l'existence de l'acétone dans l'urine des aliénés est un fait constant ; aussi, comme ils admettent également l'acétonurie physiologique, sont-ils obligés de constater que la présence d'une petite quantité d'acétone dans l'urine des aliénés n'a aucune signification pathologique, et que la quantité d'acétone contenue dans l'urine n'est pas en rapport avec l'état psychique du malade (dépression, agitation).

Nous admettons que, chez le même malade, l'acétone varie très peu suivant son état de dépression ou d'agitation ; mais, si l'on considère l'ensemble des malades, on verra que l'on peut les ranger en deux catégories, et nous citerons à l'appui de notre dire Rivano, qui a examiné les urines de quatre-vingt-sept malades ; les uns produisent une certaine quantité d'acétone comme l'individu normal, c'est l'acétonurie physiologique ; les autres excrètent l'acétone en proportion notable, quoique très variable, c'est l'acétonurie pathologique. Les premiers sont les névrosés, les seconds les aliénés par troubles de la nutrition.

Ces deux formes d'aliénation (aliénation mentale névrose, et aliénation mentale par trouble de nutrition), admises depuis longtemps par les auteurs, ont été démontrées expérimentalement par MM. Mairet et Bosc. Le résultat de leurs recherches sur la toxicité de l'urine chez les aliénés a été publié dans les *Annales médico-psychologiques* du mois de janvier 1892. En étudiant le tableau comparatif qu'ils donnent entre les effets des urines pathologiques et les effets des urines normales, nous avons été frappé de voir que les urines les plus toxiques étaient justement celles où l'on rencontre le plus souvent une notable quantité d'acétone, tandis que les urines non toxiques étaient celles où l'acétone se trouvait en minime quantité.

N'y a t-il là qu'une coïdcidence? Et ne peut-on croire que l'acétone, si elle n'est pas le facteur principal qui rend ces urines toxiques, est au moins un des facteurs de leur toxicité?

Jaksch a publié un cas de cancer, avec mort dans le coma. Le malade avait l'odeur particulière des acétonuriques, et les urines donnaient très bien la réaction de l'acide acéthylacétique et de l'acétone. L'auteur rapproche, à cette occasion, le coma des carcinomateux du coma des diabétiques, et rapporte ces deux phénomènes à une même cause : l'intoxication par l'acide acéthylacétique et l'acétone.

Litten a observé, chez une jeune scarlatineuse, un état comateux rappelant le coma diabétique ; l'haleine avait l'odeur du chloroforme et l'urine donnait la réaction caractéristique.

Litten a, depuis lors, trouvé cet état chez plusieurs enfants et adultes; mais toujours il l'a vu débuter par des troubles digestifs, gastriques ou intestinaux.

C'est par les troubles digestifs, que causent les intoxications en général, qu'on peut expliquer leur influence sur l'acétonurie.

G. Hoppe-Seyler constate la présence de l'acétone dans l'urine, chez une malade qui avait avalé de l'acide sulfurique. Il fait remarquer que l'urine donna la réaction spécifique, seulement à une certaine période, quand la malade souffrit de violentes douleurs et présenta des signes d'inflammation gastrique.

Dès que la nutrition s'améliora, l'urine redevint normale.

Engel a observé une augmentation de l'excrétion d'acétone,

dans diverses intoxications (antipyrine, morphine, plomb, etc.).

La production de l'acétonurie, dit Lorenz, qui a lieu sous l'influence de troubles digestifs d'origine diverse : affections aiguës et chroniques de l'estomac, de l'intestin, est assez constante et assez importante pour que cette forme clinique mérite une place spéciale dans l'étude de l'acétonurie. Dans un grand nombre de cas l'acétone a été rencontrée, et parfois en très grande quantité, dans le contenu de l'estomac et de l'intestin. Constante dans les affections primitives, organiques, de l'estomac et de l'intestin, la présence de l'acétone est, au contraire, exceptionnelle dans les affections secondaires, la plupart d'origine nerveuse.

Le système nerveux, en effet, ne paraît agir sur l'acétonurie que d'une façon indirecte, en provoquant un trouble profond de la nutrition.

C'est ce que Lustig a observé chez les lapins et les chiens. Après ablation du plexus cœliaque, il a constaté toujours de l'acétonurie, souvent de la glycosurie.

Lustig a depuis repris ses expériences et les a confirmées. R. Oddi répète les expériences de Lustig, et comme lui trouve de l'acétonurie après ablation du plexus cœliaque.

Si on se rappelle que le plexus cœliaque distribue ses filets nerveux à tout le conduit digestif, depuis les rameaux œsophagiens pour la partie supérieure de l'œsophage jusqu'aux branches mésentériques innervant le gros intestin; si l'on songe que le pancréas, les reins, etc., reçoivent de ses ramifications, on comprendra que les lésions de ce plexus ou son ablation puissent déterminer des modifications profondes de la nutrition. Nous admettrons alors la quatrième conclusion de Lustig :

« Les lésions du plexus cœliaque sont celles qui engendrent les troubles de nutrition les plus nombreux et les plus graves. »

C'est par une action sur le plexus cœliaque que Marro explique l'acétonurie chez un certain nombre d'aliénés atteints d'hallucinations terrifiantes ou pris de la crainte de mourir. Il a constaté dans l'urine la présence d'une quantité plus ou moins considérable d'acétone. D'autant plus abondante que la sensation de peur est plus intense, cette acétonurie disparaît dans la période de calme.

L'auteur tend, disons-nous, à expliquer ce phénomène par une action sur le plexus cœliaque, dont l'extirpation, nous l'avons vu, amène l'acétonurie, et qui est l'agent de la diarrhée produite par la peur.

F. Churton rapporte deux cas d'acétonurie non diabétique.

OBSERVATION PREMIÈRE. — Une femme de cinquante-quatre ans, d'une santé délicate. Elle est sujette à des dyspepsies passagères depuis longtemps. Plus souffrante depuis quelques mois ; à la suite de *fatigues*, le 26 février dernier, elle est prise de vomissements bilieux. Elle éprouve une douleur vive à l'hypochondre droit. Le lendemain, elle présente une teinte ictérique qui persiste quelques jours. Chaque fois, les vomissements devenaient plus abondants et plus persistants et enfin incoercibles.

L'examen physique des organes ne révéla aucun désordre des centres nerveux ni de l'utérus : le foie n'était pas gros ; on ne sentait pas la vésicule biliaire ; l'urine était légèrement bilieuse, non albumineuse ; l'haleine avait l'odeur spéciale fade de certains diabétiques ; on ne trouva pas de sucre dans l'urine, mais de l'acétone, reconnue aisément par la réaction de la teinture de fer et le réactif de Nobel (nitrocyanure de sodium et ammoniaque).

La présence de l'acétone persista jusqu'à la mort de la malade.

Le diagnostic fut toujours douteux. On avait pensé à un

accident grave de lithiase biliaire et on allait tenter une ponc-
tion exploratrice quand la malade succomba.

OBSERVATION II. — Dans la seconde observation rappor-
tée par F. Churton, il s'agit d'un homme de cinquante-deux
ans, qui avait un cancer de l'œsophage et qui présentait
également l'odeur caractéristique de l'haleine. On retrouve
aussi l'acétone dans les urines.

Remarquons que dans ces deux observations nous nous
trouvons en présence de troubles gastro-intestinaux.

Dans l'observation I signalons la fatigue, cause occasionnelle du début des accidents. Nous le verrons souvent, surtout dans le diabète, c'est à la suite de courses, de voyages,
ayant occasionné un excès de travail physique, une dépense
plus grande d'énergie vitale, qu'apparaît le coma, causé par
une formation plus considérable d'acétone dans l'organisme.
Nous essaierons de déterminer comment la fatigue est une
cause d'hyperproduction acétonique.

Vomissements, désordres du tube digestif se trouvent également dans l'observation suivante :

J. Pawinski rapporte un cas d'acétonurie dans une néphrite interstitielle, complètement apyrétique. Il s'agit d'une
femme de vingt-deux ans, non hystérique, rendant une quantité considérable d'urines. Sa respiration était haletante ; sans
cause appréciable, il survenait par instants des accès d'asthme ;
on constate dans l'urine la présence d'une forte proportion
d'acétone (2 grammes 16 dans les 1500 grammes d'urine des
vingt-quatre heures).

Fait curieux, il existait un rapport inverse entre la quantité d'acétone et d'albumine dans l'urine : quand l'acétonurie
paraissait, la proportion d'albumine tombait au minimum.

Ni les matières vomies, ni les garde-robes ne contenaient
d'acétone.

La malade est morte au bout de trois mois dans un accès d'asthme.

Pawinski propose de donner au cas qu'il a observé le nom d'asthme acétonique, par analogie avec l'épilepsie acétonique de R. von Jaksch.

Ce dernier avait également signalé un rapport inverse entre l'acétone et l'albumine urinaire dans l'épilepsie acétonique.

R. von Jaksch a, en effet, observé des phénomènes rappelant ceux de l'épilepsie, dans certains cas d'empoisonnement par les viandes corrompues. En même temps que ces phénomènes épileptiformes, se montrait une acétonurie anormale. Il a essayé de les reproduire chez les animaux, par inhalation de vapeur d'acétone, il n'a pas complètement réussi, mais il a pu observer un phénomène accessoire très intéressant : l'acétone n'apparaissait dans les urines que lorsqu'elle était contenue dans le sang en quantité considérable.

Nous verrons qu'elle peut également se trouver dans le corps en assez grande proportion, et ne pas se montrer dans l'urine à cause de l'état des reins. Tel est le cas rapporté par Mya.

Selon cet auteur, l'absence de la réaction de Gerhardt ne suffit pas à prouver que l'acétone n'existe pas dans le sang : en effet, les reins, quand ils sont altérés, sont incapables de l'éliminer.

Chez un malade atteint de cirrhose, qui fut pris subitement d'accidents comateux, avec exhalation d'acétone, les urines traitées par le perchlorure de fer ne donnaient aucune réaction, tandis que le même procédé appliqué au liquide pathologique (ascite) fournissait une coloration rouge évidente.

Or l'autopsie démontra qu'il existait de graves lésions rénales.

De même, dans le mal de Bright, quand on donne du salicylate de soude, la réaction caractéristique apparaît dans les urines plus tardivement et plus incomplètement que dans les sérosités épanchées (ascite, œdème). Il est donc certain que les reins opposent une barrière à la substance qui forme la réaction de Gerhardt, ce qui explique pourquoi cette réaction manque souvent dans l'urine des diabétiques et des dyspeptiques, dont les reins sont fréquemment altérés.

Oui, l'acétone (nous le verrons plus loin, quand nous étudierons son mode d'action), éliminée en quantité anormale, cause des lésions du rein, qui peut par suite lui opposer, comme dit Mya, une barrière, et produire son accumulation dans l'organisme. Nous avons observé un fait semblable :

Le nommé C..., occupant le lit n° 28 de la salle Combal, était atteint de cirrhose ; il succomba aux suites de cette affection dans les derniers jours du mois de mai 1894. Après l'autopsie, on trouva de l'acétone dans le liquide de l'ascite ; et cependant, du vivant du malade, jamais l'analyse n'avait révélé dans les urines la présence du sucre ni de l'acétone.

Talamon, dans la *Médecine moderne* du 2 avril 1891, rapporte un exemple d'acétonémie cérébrale dans un cas de rhumatisme articulaire aigu.

Parmi les accidents nerveux qui peuvent, dit-il, survenir au cours d'une maladie aiguë fébrile, on peut en discerner et diagnostiquer certains qui semblent devoir être attribués à l'intoxication acétonique. Ces accidents, d'après Talamon, peuvent revêtir deux formes, gastro-intestinales avec somnolence et collapsus, ou bien délirante avec hallucinations et excitation.

Dans le rhumatisme articulaire, cette acétonémie délirante peut simuler le rhumatisme cérébral, dont elle se distingue par l'absence de l'hyperthermie, l'odeur propre de l'haleine et la réaction des urines.

Faisons remarquer à Talamon que la première forme, gas-tro-intestinale avec somnolence, collapsus, peut être le fait de l'acétonémie; mais, dans la seconde forme, délirante, avec hallucinations et excitation, l'acétone seule n'est pas en cause. L'acétone produit, quand elle est excrétée en assez grande quantité, une lésion des reins (nous l'étudierons plus loin), et l'intoxication consécutive à cette néphrite est causée, non seulement par l'acétone, mais par d'autres toxines qui ne s'éliminent pas et qui produisent le délire ou les hallucinations. L'acétone est un toxique, mais un toxique stupéfiant plutôt qu'excitant. Elle agit donc ici comme cause indirecte et non comme cause immédiate seulement.

Sa présence toutefois dans l'haleine et dans les urines sert, pour des cas analogues à celui rapporté par Talamon, à éclairer le diagnostic et différencier le rhumatisme cérébral d'une auto-intoxication, par suite de mauvais fonctionnement des reins et de rétention dans l'organisme de toxines urinaires.

L'acétonurie, on le voit, se rencontre dans de nombreux cas pathologiques, mais le plus fréquent de tous est le diabète. Il est très rare que, dans le courant de sa maladie, le diabétique ne présente pas une hyperexcrétion d'acétone, comme il présente une hyperproduction de sucre. C'est même le coma acétonémique qui est la fin ordinaire du diabète, surtout du diabète traité. Nous rapporterons plus loin plusieurs cas de diabète acétonémique, etc.

Si nous jetons un coup d'œil sur les faits précédemment cités, nous remarquons que, malgré la grande variété des cas d'acétonurie pathologique, nous trouvons toujours un symptôme précédant ou accompagnant la formation de l'acétone en quantité plus ou moins notable; c'est un trouble de nutrition.

Nous avons admis que l'acétone se formait dans l'organisme sain, au dépens des substances quaternaires. Si l'acétonurie pathologique n'est qu'une exagération de la fonction physiologique, la source de l'acétone restera la même, ce sera toujours de la combustion des albuminoïdes que nous verrons provenir l'acétone ; seulement la destruction sera plus grande, la combustion des substances quaternaires exagérée.

Si nous passons en revue tous les cas dans lesquels nous avons trouvé l'acétonurie pathologique, nous voyons qu'il y a toujours directement ou indirectement usure plus grande des albuminoïdes. Directement, quand l'organisme exagère ses combustions. Le fébricitant, par exemple, brûlera plus de substances quaternaires que l'homme sain, parce que le fébricitant exagère ses combustions (l'augmentation de l'urée est, en effet, en général, de 50 pour 100), parce que l'apport du dehors n'est pas suffisant, et, quoique les hydrocarbures soient utilisés, les substances quaternaires du corps sont obligées de fournir les éléments qui manquent, nécessaires à cette nutrition intense.

D'une manière indirecte, l'acétonurie augmentera chaque fois que nous aurons un trouble digestif quelconque. Les éléments de nutrition venus du dehors sont perdus en partie, et l'organisme est obligé de se nourrir à ses dépens, il y a autophagisme partiel. Nous verrons l'augmentation de l'acétonurie chez l'inanitié, autophage complet, puisque l'apport du dehors est nul ; augmentation également chez le cancéreux, chez le dyspeptique, chez l'intoxiqué, chez l'aliéné, chez le diabétique, chez tous les viciés de la nutrition, enfin ; parce que leur organisme ne pouvant utiliser complètement les aliments qui leur viennent de l'extérieur, ils sont obligés d'emprunter, à leurs propres tissus, le combustible nécessaire au fonctionnement continu à l'évolution sans repos de l'être vivant.

C'est de la même façon que nous comprendrons l'acétonogénie si grande, que l'on observe chez les diabétiques.

Voigt a déterminé chez les diabétiques la valeur de la destruction organique de l'albumine (azote des urines et des matières fécales, comparée à l'azote des aliments); alors que l'alimentation ne comprend que des albuminoïdes et des graisses, la destruction des albuminoïdes est exactement la même que chez l'homme sain. La destruction exagérée d'albuminoïdes et de graisses que l'on observe chez les diabétiques qui ingèrent une ration alimentaire mixte (comprenant des féculents) provient donc de ce que les diabétiques n'utilisent qu'une partie des hydrocarbonés de l'alimentation.

L'explication nous semble, après cela, toute simple, et de l'autophagisme intense et de l'hyperacétonogénie chez le diabétique.

Nous connaissons l'acétone, et son mode de formation dans l'organisme, voyons maintenant quels sont ses effets.

L'acétone, sécrétée en petite quantité, est absolument inoffensive pour les cellules de nos tissus. Ce n'est qu'une assez forte production de ce corps qui peut déterminer des troubles dans l'organisme : troubles d'autant plus graves que la sécrétion sera plus grande et durera plus longtemps.

Ce n'est qu'à la longue, en effet, que l'excrétion d'acétone produit une lésion des reins ; une hypersécrétion brusque et considérable peut bien amener la néphrite, mais le fait est plus rare.

Tant que le filtre rénal fonctionne, une hyperproduction passagère d'acétone n'occasionnera que les accidents qu'on a dits de petite acétonémie : somnolence, maux de tête, grande faiblesse, etc., c'est-à-dire les prodromes du coma ; mais, en général, la crise ne sera que passagère et le malade reviendra à son état antérieur. C'est ce que vont nous démontrer les expériences et les observations qui suivent :

Kussmaul a administré de l'acétone à des animaux en injections et en inhalations.

Voici le résumé de deux de ses expériences, dans lesquelles ces animaux présentent des symptômes d'assoupissement, d'ivresse, etc., en un mot les prodromes du coma, sans arriver au coma complet ; les doses d'acétone employées étant trop faibles, et n'étant pas répétées.

L'animal, après un temps plus ou moins long, revient à la santé.

Kussmaul injecte à un caniche de moins d'un an 5 grammes d'acétone à doses fractionnées, dans l'espace d'une heure ; il obtient des symptômes d'ivresse et d'assoupissement, et un effet semi-paralytique sur les membres.

Il administre à un jeune caniche de l'acétone en inhalations, et voici ce qu'il obtient : au bout d'une heure, après l'emploi de 8 grammes, l'animal donne des signes manifestes d'assoupissement et resta étendu sur le côté, en fermant par moments les yeux à moitié.

Après une heure et quart, la respiration devient un peu stertoreuse ; sa fréquence qui, avant l'expérience, avait été de 150, tomba à 56, et les mouvements respiratoires devinrent excessivement profonds. Après une heure quarante, après l'emploi de 20 grammes d'acétone, il se produisit un profond assoupissement, avec respirations stertoreuses, pupilles dilatées ; l'animal resta couché sur le côté, inerte, et sembla près de succomber ; malgré cela, il n'était pas absolument anesthésié, et revint à la santé.

De Gennes obtient les mêmes résultats que Kussmaul. Citons :

Expérience III. — Inhalation d'acétone. — Cobaye bien portant

Respiration 90, température notable 38°8.
Inhalations de 30 cc. d'acétone, en deux fois.

Après la seconde dose, horripilations, respiration ralentie, plus profonde ; le diaphragme se déprime à chaque inspiration. Somnolence.

L'animal ne peut marcher, il trébuche à chaque pas.

Température rectale, 36°6.

L'animal reste en cet état deux heures environ, puis se rétablit petit à petit.

Expérience VI. — Injection hypodermique, 13 février. — Lapin bien portant

100 respirations à la minute. 300 battements cardiaques.

Injection sous-cutanée de 120 gouttes d'acétone.

Douleur vive au moment de l'injection.

Cinq minutes après, stupeur profonde.

Immobilité absolue. 70 respirations.

200 battements cardiaques.

Respiration plus profonde.

La sensibilité est conservée.

L'animal reste dans cet état de demi-coma environ une demi-heure, puis il se réveille progressivement.

Nous empruntons l'observation suivante à la thèse de Romme (Paris, 1888).

Observation I

Mouchet (Émile), jardinier, quarante-deux ans. Entré le 12 mars 1888, salle Saint-Louis, lit n° 7, service de M. Rendu.

Les antécédents héréditaires ne présentent rien de particulier.

A l'âge de dix ans, le malade se rappelle avoir eu un point de côté pour lequel on lui a mis des sangsues, mais il ne croit pas avoir eu d'autres maladies. A vingt-deux ans, il a eu un chancre simple qui fut soigné au vin aromatique et ne fut suivi d'aucun accident syphilitique.

Plus tard, de vingt-deux à vingt-sept ans, il a eu les fièvres d'Afrique.

Depuis ce temps il s'est toujours bien porté. De septembre 1886 à avril 1887 il supporta de grandes fatigues en faisant la besogne de plusieurs ouvriers, exposé à la chaleur de grands fourneaux, et c'est alors qu'il commença à boire beaucoup. Il sentait en même temps diminuer ses forces, se plaignait de faiblesse de jambes.

Il fait remonter à cette époque le début de sa maladie. Pas de chagrins, pas de traumatisme.

C'est un homme robuste, bien constitué et fortement musclé ; pourtant il dit avoir maigri beaucoup depuis quelque temps.

Il se plaint de maux tête légers, mais fréquents depuis quelques mois. Il a la bouche toujours pâteuse et accuse un arrière-goût douceâtre désagréable ; les dents sont cariées. Les jambes lui paraissent toujours lourdes, fatiguées, les genoux sont même un peu douloureux. Les réflexes patellaires sont considérablement diminués.

Le foie n'est pas hypertrophié.

L'auscultation de la poitrine ne révèle rien du côté des poumons. Le cœur est normal.

Le malade présente les symptômes classiques du diabète : polyphagie, polydipsie, polyurie.

On ordonne le régime diabétique et l'on ajoute du bicarbonate de soude (5 grammes par jour) et de l'arséniate de soude à prendre au moment des repas.

Il rend près de 7 litres d'urine d'une densité de 1028, donnant 53 grammes de sucre par litre.

Le 15 mars, l'urine distillée donne une coloration violette magnifique avec le réactif de Chautard.

Les jours suivants l'acétone est découverte dans les urines nature.

Une fois on a pu constater l'influence morbide de l'acétonurie sur le malade.

Voici ce que nous avons noté à la date du 24 mars. Examen des urines de nuit, du 23 au 24, 450 grammes d'urine dans 3 verres; réaction très nette avec les deux réactifs, démontrant la présence d'une forte quantité d'acétone. A 10 heures du matin, examen de 50 grammes d'urine fraîchement émise, avec le réactif Chautard, coloration rose très nette. Le malade paraît très fatigué, abattu, répond à peine aux questions; il souffre beaucoup de la tête et des jambes.

Cet état s'est dissipé le lendemain et ne s'est plus reproduit durant le temps que nous avons observé le malade, qui sort sur sa demande le 29 mars.

Observation II

(Personnelle)

C....., salle Combal, n° 1. Homme d'environ quarante ans, vigoureux et robuste. Il n'avait pas trente ans quand sa maladie a débuté. Elle s'est aggravée brusquement, il y a quelques jours, probablement, d'après ce qu'il affirme, après un refroidissement des pieds.

Il ne présente en ce moment aucun signe de gingivite ou de balanite, pas de phénomènes du côté des yeux. La peau est sèche, et rugueuse, mais on ne trouve pas d'éruption cutanée. On constate bien un peu de furonculose, mais elle est en pleine évolution. Pas de boulimie.

Ce sont en somme les phénomènes généraux qui dominent. L'amaigrissement est très marqué et la perte des forces considérable. On constate la présence d'une assez forte proportion de sucre dans les urines.

Le malade est mis au régime : poudre de viande, graisse, pain de gluten et légumes verts. Bicarbonate de soude, 5 gr.

Trois ou quatre jours après son entrée, il est pris brusquement de glossite et de troubles gastro-intestinaux, avec selles diarrhéiques abondantes ; son haleine exhale une odeur marquée d'acétone. On en trouve dans les urines une proportion notable.

En même temps se montrent d'autres symptômes : faiblesse extrême, violentes douleurs céphaliques, somnolence, hébétude.

On prescrit de la pepsine et du bicarbonate de soude. Cet état dure peu. Dès le lendemain, les phénomènes généraux s'amendent, la diarrhée devient moins abondante, et le malade peut se lever. L'analyse des urines montre que la quantité d'acétone a diminué.

Peu de jours après, l'état général s'est beaucoup amélioré ; tout symptôme de glossite a disparu ; le malade se promène dans l'hôpital, et le 22 juin il peut, bien que non complètement guéri, être mis exeat dans un état aussi satisfaisant que possible.

Analyse des urines faite le 19 avril
par M. le professeur agrégé de Girard

Quantité : 7 l. 950. — *Densité :* 1,027. — *Réaction :* acide. *Couleur :* jaune très pâle.

Acidité exprimée en PhO⁵ (par litre)...............	1 gr.	7
Acide phosphorique (par litre) .	0	7
Chlorures alcalins (par litre). .	4	15
Azote total	2	54
Azote de l'urée	1	26
Coefficient d'oxydation.....	1	26 = 49,6
	2 gr. 54	100

On a trouvé antérieurement de l'acétone.

Analyse des urines faite le 22 juin, jour de la sortie du malade :

Quantité : 1 l. 250. — *Densité :* 1,018. — *Réaction :* acide.

Urée (par litre) . . . . 18 gr. 9

Phosphates (par litre). 0 58

Chlorures par litre). 12 9

Peu de glycose ; pas d'albumine.

Observation III

(Personnelle)

R... (Jean), salle Combal, 22.

Ce malade est entré à l'hôpital le 8 mai dernier. C'est un homme de vingt-deux ans, bûcheron de son état, de constitution moyenne. Il ne présente pas d'antécédents héréditaires, n'a jamais été malade jusqu'à l'âge de vingt ans, et dit n'avoir jamais commis d'excès alcooliques, mais il aurait abusé du coït.

Il y a deux ans environ, il a été pris de troubles généraux, malaise persistant, sensation de faiblesse localisée dans les membres, et surtout dans les membres inférieurs, qui ne pouvaient plus le soutenir ; cette faiblesse s'accompagnait de douleurs sourdes dans les jambes et de fatigue des articulations.

En même temps apparaissaient les symptômes suivants : polydipsie, polyphagie, polyurie ; la langue était pâteuse, noirâtre ; la faiblesse s'accentuait, mais le malade n'éprouvait pas de douleurs céphaliques.

La polyurie était déjà considérable et, suivant les dires du malade, a peu varié depuis. La quantité d'urine émise depuis son entrée à l'hôpital est d'environ 12 à 13 litres par jour.

La quantité de sucre s'est élevée jusqu'à 850 grammes en vingt-quatre heures.

Dans les premiers jours du mois de juin, le malade a été pris brusquement de coliques violentes, avec nausées et diarrhée assez abondante ; son état général s'aggravait, l'affaissement devenait considérable. L'analyse des urines, faite à la suite de ces troubles gastro-intestinaux, a décélé la présence d'une forte proportion d'acétone.

Ces symptômes ont disparu le jour suivant, et n'ont pas reparu depuis. Le malade qui, depuis son entrée à l'hôpital, a été soumis à un régime approprié et au traitement bicarbonaté, a conservé pendant quelques jours un léger œdème des membres inférieurs ; mais, quoique faible encore, il est loin de l'état d'affaissement qui avait suivi la crise ci-dessus mentionnée.

Voyons maintenant les effets de l'hypersécrétion continue ou trop grande d'acétone, et les lésions que produit son passage dans l'organisme. De nombreuses expériences ont surabondamment démontré la toxicité de l'acétone.

Nous allons en rapporter quelques-unes.

De Gennes a fait ses expériences sur des cobayes et sur des chiens. Il administrait l'acétone, soit en inhalations, soit en injections hypodermiques. Toujours il a obtenu les symptômes du coma. En voici un exemple :

Expérience IX. — (9 mars). Cobaye adulte bien portant

Température rectale, 38°,2. Urines troubles, sédimenteuses. Injection sous-cutanée de 120 gouttes d'acétone.

Aussitôt après l'injection, coma absolu, secousses fibrillaires dans les deux pattes de derrière. L'animal semble éprouver des démangeaisons ; il cherche à se gratter, mais ne peut y parvenir.

Un quart d'heure après l'expérience, son haleine exhale une forte odeur d'acétone. Température rectale en ce moment, 35°2.

Le coma continue. Les respirations sont plus fortes, plus profondes, moins fréquentes. La sensibilité est très obtuse, non complètement abolie.

La température, une demi-heure après l'expérience, est à 34°.

Le coma continue et la mort survient quelques heures après.

Première expérience de R. von Jaksch :

Un lapin, pesant 1,700 gr., est placé dans la cloche et soumis à l'action des vapeurs d'acétone, à 9 h. 45 du matin.

9 h. 47	l'animal est un peu inquiet.
9 h. 50	très inquiet, essaie de fuir.
9 h. 52	est un peu étourdi.
10 h. 10	somnolence profonde, la salive s'écoule de la bouche.
11 h. 5	convulsions cloniques et toniques.
12 h.	coma profond.
2 h. 10	mort dans le coma profond.

On a dépensé en tout 70 gr. 8.

L'urine, prise dans la vessie, contient une grande quantité d'acétone ; pas d'acide diacétique, pas d'albumine ; mais l'urine réduit d'une façon très nette une solution alcaline de sulfate de cuivre.

H. Tappeiner conclut ainsi :

« L'action de l'acétone sur l'organisme animal présente deux phases :

» La première phase, ou phase d'excitation, est caractérisée par l'élévation de la pression sanguine, et par une fréquence plus grande du pouls et des mouvements respiratoires.

» Pendant la deuxième phase, ou phase de dépression, sur-

vient une anesthésie complète, de la faiblessse musculaire :
les réflexes sont abolis, la pression du sang s'abaisse, la respiration et le pouls diminuent de fréquence, et la température baisse d'une façon continue jusqu'à la mort, qui arrive
par paralysie de la respiration. »

Tels sont les effets physiologiques que produit l'acétone.
Ils démontrent sa toxicité d'une façon évidente.

S'il nous restait quelques doutes dans l'esprit, l'examen
des lésions anatomo-pathologiques, produites par le passage
de l'acétone à travers l'organisme, achèverait de les dissiper.

Corps essentiellement volatile, l'acétone s'élimine par l'haleine et par la sueur ; mais c'est le rein qui est sa voie d'excrétion habituelle; c'est dans le rein aussi que nous trouve-
rons les lésions les plus considérables.

Les professeurs Albertoni et Pisenti injectent journellement
2 cc. d'acétone mélangée à 10 cc. d'eau dans l'estomac du
lapin. Chez le chien, ils arrivent jusqu'à 1 cc. par kilogramme d'animal. Au bout de trois à dix jours, ils sacrifient
le sujet en expérience et constatent toujours une néphrite
produite par l'élimination de l'acétone à travers les reins , néphrite plus ou moins prononcée selon que l'animal a été sa-
crifié le troisième ou le dixième jour, ou un jour intermé-
diaire.

Voici ce que révèle l'examen histologique du rein :

La substance corticale présente une coloration rouge som-
bre, tandis que la substance médullaire est plus pâle. Les lésions qui intéressent la substance corticale consistent en la
perte des granulations protoplasmatiques, ce qui fait apparaître le protoplasme comme formé d'une substance homo-
gène. Les cellules ne peuvent plus être différenciées ; le
noyau est indistinct, incolore ou rarement très peu coloré.
Ces lésions épithéliales sont surtout rencontrées dans les

tubes contournés qui se trouvent près de la zone limitée de Henle.

Mais des lésions plus profondes peuvent exister. Quelquefois l'épithélium des tubes est complètement détruit ; à l'intérieur se trouve de la substance granuleuse à aspect cylindrique et provenant de l'épithélium détruit, dans lequel on distingue parfois un noyau fortement coloré.

Les portions ascendantes des tubes de Henle sont tout à fait normales ; les portions descendantes ne présentent que de très légères altérations.

Les glomérules de Malpighi ne participent pas au processus de dégénération du rein.

La capsule de Bowman se trouve parfois dilatée, mais c'est un fait purement mécanique produit par la rétention de l'urine ne pouvant traverser un certain nombre de tubes remplis de détritus granuleux.

Les autres organes ne présentent rien d'anormal.

Des différentes expériences des professeurs Albertoni et Pisenti, il résulte que les altérations rénales sont d'autant plus graves, que l'organe a été plus longtemps soumis à l'action de l'acétone, et que les doses employées ont été plus élevées.

Les lésions les plus graves se produisent toujours à la substance corticale et principalement à l'épithélium des tubes contournés.

Le processus final que subit cet épithélium est un processus spécial de nécrobiose qui, dans les cas où l'on a administré l'acétone à fortes doses, se produit très rapidement.

Dans les cas légers, la dégénérescence n'est que partielle et passagère.

Ces expériences d'Albertoni et Pisenti confirment les dernières recherches du professeur Albertoni en 1884.

En 1885, von Jaksch les avait renouvelées et était arrivé au même résultat.

Nous sommes certains que l'acétone est toxique, nous connaissons les lésions que produit son passage à travers l'organisme.

Voyons maintenant si ces altérations histologiques correspondent à celles d'autres observateurs ayant porté leurs recherches sur les reins d'individus atteints d'acétonurie et morts dans le coma.

Ebstein, qui a étudié la question avec soin, trouve la dégénérescence granuleuse; d'autres fois, une destruction complète, une nécrose épithéliale qui privait le tube contusionné de son épithélium de revêtement.

Bozzolo, dans une communication qu'il fit au Congrès de de médecine de Pavie, a cité plusieurs faits cliniques qui confirment les expériences d'Albertoni et Pisenti.

Ceux-ci ont eu depuis l'occasion d'examiner les reins d'une femme morte dans le coma diabétique à l'hôpital de Venise. Les altérations étaient claires, évidentes, et présentaient absolument les mêmes caractères que celles décrites par Ebstein ; elles répondaient aussi en tous points aux lésions trouvées dans les reins des lapins et des chiens ayant absorbé de l'acétone.

En général, le rein des acétonuriques est malade ; le rein est l'organe d'élimination par excellence, et, lorsque le filtre rénal cesse de fonctionner, les produits toxiques s'accumulent dans le sang et donnent naissance aux précédents les plus graves.

C'est ainsi qu'on peut expliquer le rôle des altérations de l'épithélium rénal, dans le développement du coma diabétique.

On peut s'expliquer aussi comment, lorsque l'épithélium rénal est intact, une production excessive, mais passagère, des principes toxiques qui sont la cause prochaine du coma, peut rester inoffensive, parce que le rein suffit à la dépuration du sang, et comment, lorsque l'activité fonctionnelle du rein est insuffisante, le coma peut éclater avec une gravité variable, quoique le rein soit en état d'intégrité.

Dans les expériences de laboratoire, on obtient à volonté l'intoxication aiguë ou l'intoxication chronique, en donnant de petites doses pendant plusieurs jours.

La parfaite ressemblance qui existe entre les lésions rencontrées chez les acétonuriques succombant au coma, et celles que présentent les animaux soumis aux inhalations ou aux injections d'acétone, est un puissant argument pour faire admettre que, dans les deux cas, la cause principale est l'acétone.

On a souvent objecté que les doses d'acétone employées dans les expériences sont fort élevées et supérieures à la quantité qui peut se produire chez l'homme.

Mais il faut considérer d'abord que même les petites doses (2 cc.) produisent la néphrite chez le lapin ; en second lieu, où a-t-on vu que dans l'organisme il ne pouvait se former que de petites quantités d'acétone ?

Comment, quand le malade répand une odeur telle que toute la chambre en est remplie, quand on peut extraire l'acétone du foie, du cerveau, de presque tous les viscères ; qu'on la trouve dans la salive, la sueur, dans les épanchements pathologiques, comme dans les liquides physiologiques ; quand, malgré cela, le rein en excrète en forte proportion, et qu'on peut en recueillir plusieurs grammes dans les urines !

Non, l'organisme fabrique parfois assez d'acétone pour qu'il puisse se produire une auto-intoxication aiguë. L'auto-intoxication chronique sera facile à comprendre, si nous remarquons que, si faibles que soient les quantités éliminées, cette élimination est continue, et la substance rénale n'a pas le temps de se régénérer. Dans les expériences d'Albertoni, au contraire, l'acétone était injectée en une seule fois pendant la journée, de façon que le rein restait peu de temps soumis à son action.

Si à cela nous ajoutons que les animaux soumis à l'obser-vation étaient sains, tandis que, lorsque nous avons chez l'homme une hyperexcrétion d'acétone, l'organisme est dans un état général de maladie qui prédispose le rein à subir des altérations ; si nous faisons encore remarquer que l'élimina-tion du sucre et des produits de réduction altère la fonction rénale et concourt avec l'acétone à produire la néphrite, on comprendra qu'il n'est pas nécessaire que l'organisme produise de trop grandes quantités d'acétone pour qu'il y ait auto-intoxication, et nous pourrions conclure :

Des expériences d'Albertoni, Pisenti, R. Jaksch, de Gennes, Tappeiner, etc., il résulte que l'acétone, introduite dans le corps d'un animal, provoque une néphrite et cause le coma ; d'après les recherches d'Ebstein, Bozzolo, etc.; d'après nos observations, nous voyons dans l'organisme le même corps se produire (l'acétone), la même lésion survenir (néphrite), et enfin le coma terminal arriver avec les mêmes symptômes, les mêmes caractères que dans les expériences sur les ani-maux ; la cause prochaine du coma est donc la même dans les deux cas : c'est l'acétone.

Nous avons vu la parfaite ressemblance des lésions du rein chez les animaux soumis aux inhalations ou aux injec-tions d'acétone et chez les acétonuriques succombant dans le coma. Voyons si l'analogie persiste dans la marche et les symptômes du coma.

Le coma acétonémique étant très fréquent dans le diabète, puisqu'on a pu dire que le coma était la fin naturelle du dia-bète traité, c'est le coma diabétique que nous allons étudier.

Le coma diabétique peut apparaître à toutes les périodes de la maladie. Initial, précoce, il peut en être la première manifestation et emporter brusquement un malade que les renseignements rétrospectifs permettent de reconnaître pour un diabétique. Le coma tardif arrive chez le malade après plusieurs années de diabète; l'état d'amaigrissement où se trouve le diabétique est quelquefois tel, qu'une terminaison fatale n'est plus de nature à surprendre. Mais très souvent, dans le cours d'un diabète reconnu, alors que l'on croyait avoir affaire à une maladie lente et des plus bénignes de forme, des accidents éclatent, brusquant le dénouement.

Dans tous les cas, les symptômes sont à peu près les mêmes.

A l'arrivée d'un voyage, après avoir subi une vive émotion, en général à la suite d'un excès, d'une fatigue trop forte, le diabétique est pris d'agitation, d'inquiétudes vagues; le sucre baisse, la bouche se sèche, des troubles gastro-intestinaux apparaissent, vomissements, constipation, plus souvent diarrhée; en même temps le malade répand autour de lui une forte odeur de chloroforme. Pâle, inerte, les pupilles souvent dilatées, le malade semble plongé dans la stupeur et bredouille parfois des mots incohérents. On peut rappeler l'attention du sujet en lui adressant la parole, et alors son langage devient plus posé, mais pour reprendre bientôt son allure.

Alors aussi le malade peut ressentir des douleurs dans l'hypochondre droit (Kussmaul), soit dans le flanc gauche (Friedreich), soit à l'épigastre (Southey), soit à la tête (Fieuzal). On peut quelquefois, chez les enfants, voir se produire quelques convulsions. On n'en a pas observé chez l'adulte.

Bientôt la dyspnée éclate, d'ordinaire brusquement, dyspnée ayant des caractères propres, la distinguant facilement de toute autre dyspnée.

Ce qui frappe, dit Kussmaul, c'est le rythme particulier de la respiration qui se fait comme si le malade avait soif d'air, avec une violence singulière, qui contraste avec son épuisement général. Les mouvements d'inspiration sont énergiques, tous les muscles dilatateurs de la cage thoracique se contractent, celle-ci se soulève tout d'une pièce; puis, après être restée un instant en arrêt au bout de sa course, elle s'abaisse vivement par un effort d'expiration, avec un petit soupir; puis il y a une pause et une nouvelle inspiration, et ainsi de suite » (Kien).

L'attitude du diabétique pendant sa dyspnée est particulière aussi; malgré la gêne respiratoire et les efforts faits pour satisfaire sa soif d'air, le malade n'est pas en orthopnée : il reste couché dans son lit comme un homme épuisé; alors même qu'il est agité, anxieux ; à peine a-t-il cherché à s'asseoir qu'il se renverse dans son lit comme une masse et pousse des gémissement plaintifs. Sa faiblesse n'est pas le fait de la dyspnée ; l'oppression n'est en rapport avec l'existence d'aucune lésion d'un des organes accessibles à nos moyens d'investigation. Alors que la dyspnée atteint son degré le plus élevé, l'auscultation ne révèle rien dans la poitrine qui puisse la justifier. Le mode de respiration (type de Kussmaul et Kien) diffère de celui qu'on observe dans l'accès d'asthme ou dans les dyspnées résultant de lésions des poumons ou du cœur; il diffère aussi du rythme de Cheyne-Stokes observé dans l'urémie, où les inspirations sont graduellement décroissantes jusqu'à l'apnée. La respiration est profonde surtout, suspirieuse, accélérée, redevenant irrégulière à la fin.

Le nombre des respirations est assez variable ; on en a constaté 16 à 18 par minute, comme à l'état normal, mais il peut s'élever à 22, 26, 28. Southey rapporte un cas de 48 respirations par minute. Sur la fin le nombre diminue ; notre malade, à sa première atteinte de coma, n'avait déjà plus que 14 respirations.

Les battements du cœur sont accélérés, le pouls est fréquent (110 à 140 pulsations, 120 chez notre malade), petit, faible, mais régulier. L'odeur acétonique peut se montrer à ce moment, si elle n'a pas encore paru. En même temps la peau est sèche, rugueuse ; la langue desséchée, couverte d'enduit ; les yeux sont enfoncés, les membres flasques, les extrémités refroidies, il y a hypothermie, jamais hyperthermie.

Les urines exhalent la même odeur que l'haleine et contiennent de l'acétone. Elles peuvent rester abondantes et contenir du sucre, mais en général elles deviennent rares, il y a même parfois de l'anurie, et la glycosurie est diminuée.

Dyspnée spéciale, abaissement de la température, odeur et réaction propre de l'haleine et des urines, tels sont les trois symptômes principaux et caractéristiques du coma diabétique.

Si maintenant nous jetons un coup d'œil sur les expériences de Gennes, Jaksch, Tappeiner, Kussman, nous voyons ces trois symptômes se reproduire assez exactement. Après quelques instants d'inquiétude, d'agitation, l'animal devient somnolent ; s'il veut marcher, il titube, sa sensibilité fortement diminuée, au début, est complètement abolie sous la deuxième phase, phase de dépression de Tappeiner. La respiration diminue de fréquence, elle devient plus profonde, les battements du cœur deviennent plus faibles, la température baisse d'une façon constante ; l'animal meurt dans un coma profond. L'haleine exhale une odeur d'acétone et les urines donnent la réaction caractéristique.

Dyspnée, hypothermie, acétonurie, se trouvent donc dans le coma expérimental comme dans le coma diabétique.

La conclusion toute naturelle est donc celle-ci : C'est l'acétone qui est la cause du coma dans le diabète.

Le coma diabétique est un coma acétonémique.

Un mot maintenant sur les principales théories du coma diabétique.

Teschemacher, frappé de la soudaineté des accidents qui entraînent un dénouement rapide et fatal chez le diabétique, assimile le coma au shock traumatique. Dans certains cas de fractures osseuses, on a pu constater dans les capillaires du poumon l'existence d'embolies graisseuses. C'est ainsi qu'on expliquait les phénomènes dyspnéïques rapidement mortels observés chez les blessés.

Sanders et Hamilton sont partis de la même idée pour expliquer le coma diabétique. Le sang, d'après ces auteurs, est chargé de gouttelettes graisseuses qui produiraient des embolies dans les capillaires. Ils rapportent deux faits de coma diabétique, où ils ont trouvé à l'autopsie des gouttelettes graisseuses dans les branches capillaires de l'artère pulmonaire et les *vasa recta* des reins.

Faisons remarquer à Sanders et Hamilton qu'il y a dans le coma diabétique des symptômes du côté du système nerveux qui ne se montrent guère à la suite d'embolies ; que s'il est vrai qu'il existe, dans le torrent circulatoire des diabétiques, une surabondance de matières grasses émulsionées (Kussmaul, Becquerel, Rodier, etc.), il y a encore trop peu de faits positifs, et ce n'est pas d'après les deux seules observations des auteurs anglais qu'on peut affirmer l'existence d'embolies graisseuses dans le coma diabétique. Disons en passant que Sanders et Hamilton ont noté chez ces deux diabétiques l'odeur acétonique de l'haleine et du sang.

Gresinger, Buhl, Vunderlick, admettent que le coma diabétique est un coma urémique. Nous voulons bien reconnaître qu'il y a une certaine analogie dans les deux cas ; hypothermie, phénomènes gastriques, etc., nous admettons d'ailleurs que le rein est toujours un peu malade chez le diabétique, il peut donc y avoir toujours un peu d'urémie. Mais l'absence de convulsions suffit pour différencier le coma diabétique du coma urémique.

L'anurie est excessivement rare et ne peut donc être invoquée comme cause du coma.

L'hyperglycémie n'est pas constante et, si souvent on observe une glycosurie moins forte coïncidant avec l'apparition du coma, que de fois n'a-t-on pas vu les accidents se produire en même temps qu'une excrétion considérable d'urine et de sucre.

On peut faire la même objection à la théorie de la déshydratation des tissus.

Les insuccès des injections intra-veineuses d'eau ou de sérum artificiel nous montrent bien que la déshydratation, et même la glycémie exagérée qui en résulte, ne sont pas la véritable cause du coma diabétique.

La théorie de l'intoxication acide nous arrêtera plus longtemps.

D'abord, il existe un fait mis en évidence par Walter, c'est que l'intoxication acide est presque impossible à provoquer chez les carnivores. D'après ses expériences, Walter affirme que le chien est réfractaire à l'intoxication acide, comme phénomène anormal, on observe seulement une hypersécrétion d'ammoniaque; ce qui constitue, en quelque sorte, la sauvegarde de l'animal carnivore.

Plusieurs acides ont été incriminés dans la pathogénie du coma diabétique.

D'abord l'acide acéthylacétique ou diacétique. Quincke, Albertoni, ont prouvé la toxicité de ce corps, toxicité ayant beaucoup de ressemblance avec celle de l'acétone. L'acide acétacétique ou diacétique se trouve fréquemment dans les urines des diabétiques (Jaksch), son éther, l'éther éthyldiacétique également (Gunther, Rupstein). Dans le sang on trouve avec l'acide et l'éther, un sel, l'éthyldiacétate de soude ou sel de Gunther (Mosler, Kunche, Bulh).

Tous ces corps sont toxiques par l'acétone à laquelle ils

4

donnent náissance. Nous avons vu que l'acide diacétique, très
instable par lui-même, donnait, par simple dédoublement, de
l'acétone, de l'acide carbonique et de l'eau. Les acides favo-
risent son dédoublement. On comprend que les acides gras
de l'organisme aient une influence sur le sel de Gunther, l'a-
céthylacétate de soude, sur l'éther aussi ; nous savons, en
effet, que les acides sont des moyens d'hydratation ; or l'éther
acéthylacétique, nous l'avons vu, en absorbant une molécule
d'eau, donne de l'acétone, de l'alcool et de l'acide carbonique. Le sang des diabétiques est toujours acide, ou, du
moins, a perdu en grande partie son alcalinité. On peut ainsi
comprendre la formation de l'acétone aux dépens de ces
corps et parfois leur présence simultanée dans l'urine des diabétiques.

Une expérience fort curieuse d'Albertoni nous montre la
vraisemblance de notre hypothèse :

Albertoni injecte, sous la peau d'un chien, de l'acide diacétique, et, à l'examen des urines, il trouve de l'acétone ; mais
si, avant l'injection de l'acide diacétique, il fait absorber au
chien du bicarbonate de soude, il ne retrouve plus, dans les
urines, de l'acétone, mais de l'acide diacétique. Tant que les
urines sont acides, on trouve de l'acétone ; deviennent-elles
neutres ou alcalines, c'est l'acide diacétique qui apparaît.

L'acide oxybutirique a été trouvé dans l'urine des diabétiques. Il serait, d'après Minkowski, la cause du coma. Nous
ne pouvons admettre cette opinion : D'abord l'acide oxybutirique n'existe pas, dans les urines ou dans le sang, chaque
fois qu'on observe le coma, et, quand on le trouve dans l'u-
rine, il n'est jamais seul, l'acide diacétique ou l'acétone s'y
rencontrent également.

Quatre faits seulement ont été rapportés par Minkowski,
Lépine, Stadelman et Hugounenq. Mais tous ces malades
étaient acétonuriques au plus haut degré, et depuis déjà long-

temps, depuis plus d'un an, dans l'observation de Minkowski.

Le dernier fait rapporté est celui d'Hugounenq. Son malade est également un acétonémique, et nous rapportons *in extenso* son observation à l'appui de notre thèse. Nous trouvons en effet tous les symptômes du coma acétonémique chez ce malade ; nous voyons à l'autopsie la lésion anatomo-pathologique caractéristique du rein, lésions épithéliales des *tubuli contorti* ; enfin le malade éliminait de l'acétone: « Les urines, dit l'auteur, exhalaient une forte odeur d'acétone: on put, en effet, par les divers réactifs, mettre la présence de l'acétone en évidence. »

Hugounenq a fait, avec ses collaborateurs Roque et Devic, des expériences très intéressantes sur la toxicité du sérum sanguin de son diabétique.

Il titrent d'abord l'alcalinité du sang en acide sulfurique et trouvent 0,484 par litre, en prenant pour moyenne le chiffre établi par Drouin, 0,886 ; on voit que, chez le diabétique, l'alcalinité du sang est diminuée dans la proportion de 484/866, c'est-à-dire sensiblement de moitié.

Les auteurs injectent de ce sérum sanguin, dont l'alcalinité est au-dessous de la normale, dans la veine auriculaire d'un lapin ; 14 centimètres cubes de sérum suffisent pour tuer un kilogramme de matière vivante. Toxicité énorme, si l'on considère qu'il faut 12 à 15 centimètres cubes de sérum d'urémique.

Après avoir, par l'addition de bicarbonate de soude, ramené le sang à son alcalinité normale, les expérimentateurs injectent dans la veine auriculaire du lapin du sérum sanguin ainsi modifié.

Il fallut 23 cc. de sérum pour tuer un lapin de 2 kilogrammes, soit à peu près 12 cc. par kilogramme. La toxicité avait donc diminué dans la proportion d'un tiers. Le sérum est trois fois moins toxique.

Mais, pour avoir diminué, cette toxicité est encore beaucoup trop forte ; c'est à peu près la toxicité du sérum de l'urémique.

La diminution de l'alcalinité du sang n'est donc pas la seule cause de son hypertoxicité ; c'est un facteur important. Mais il y en a d'autres, puisque le sang garde une toxicité trop forte, alors que l'alcalinité est devenue normale.

Hugounenq pense que c'est l'acide β oxybutyrique qui, du même coup, diminue l'alcalinité et augmente la toxicité du sang.

Le bicarbonate de soude l'a neutralisé en tant qu'acide, dit-il, mais il a laissé subsister son pouvoir toxique spécial : de là la persistance de l'hypertoxicité.

Les expérimentateurs cherchèrent l'acide oxybutyrique dans l'urine et dans le sang ; toutes ces recherches restèrent infructueuses.

Tout ce que nous pouvons dire, ajoutent les auteurs, c'est qu'il y avait dans le sang accumulation d'un acide, qui diminuait de moitié son alcalinité, et qui le rendait hypertoxique. Cet acide a une propriété commune avec l'acide oxybutyrique, c'est de dévier à gauche la lumière polarisée ; il est lévogyre. Mais ce n'est pas de l'acide oxybutyrique, et nous n'avons pu le déterminer exactement.

Nous voyons donc que l'acide oxybutyrique a été rarement trouvé dans le sang ou l'urine des diabétiques.

Le sang du diabétique est moins alcalin que le sang de l'homme sain ; mais l'hypertoxicité qui persiste, malgré l'addition de bicarbonate de soude, ne peut-elle s'expliquer d'une autre façon ?

En neutralisant l'acide, neutralise-t-on l'acétone ? Non. Et nous savons que l'acétone est toxique, que l'acétone est dans le sang, puisque on l'a trouvé dans les urines et qu'elle n'apparaît dans les urines que lorsque le sang en contient de grandes quantités.

Nous savons de plus que l'acide oxybutyrique lui-même se dédouble par simple oxydation en acétone, acide carbonique et eau.

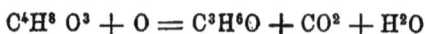

$$C^4H^8O^3 + O = C^3H^6O + CO^2 + H^2O$$

Nous avons donc plusieurs raisons pour dire, à l'encontre d'Hugounenq, que ce n'est ni l'acide oxybutyrique, ni un acide ayant des propriétés communes avec l'acide oxybutyrique qui cause le coma diabétique. La dyscrasie acide existe dans le diabète; mais si elle contribue à amener le coma, elle n'en est pas la cause principale.

C'est une toxhémie, mais une toxhémie complexe qui produit le coma ; l'acidité de l'organisme, les toxines urinaires, produits du sucre mal brûlé, sont des causes adjuvantes et indirectes, mais c'est l'acétone qui est la cause directe, efficiente. C'est ce qui ressort clairement, croyons-nous, des observations qui suivent.

Observation I

(De Gennes, Thèse de Paris, 1884)

Diabète sucré. — Acétonémie

Mme B... . (Julie), soixante-trois ans, couturière, entrée, le 4 juillet 1883, salle Sainte-Thérèse, lit n° 27, service de M. le Dr Grancher.

Aucun antécédent morbide héréditaire ou personnel.

Mari mort, il y a trois ans, de diabète.

Début. — Il y a deux ans, elle s'aperçut qu'elle urinait très souvent : elle goûta ses urines et vit qu'elles étaient sucrées.

Le diabète fut alors constaté par un médecin.

Dès cette époque, polyurie, polydipsie, polyphagie.

Aucune complication pendant ces deux ans, sauf un panaris à la main droite, tout à fait au début.

Mais le diabète allait en augmentant tous les jours, malgré un traitement par l'iodure de potassium.

État actuel. — Elle entre à l'hôpital, à cause d'un point de côté au niveau du mamelon gauche; elle se plaint aussi de toux et de dyspnée depuis cinq jours.

On constate, à l'examen de cette malade, une pneumonie gauche, avec souffle, râles crépitants, expectoration caractéristique.

Température axillaire, 39°.

L'état général n'est cependant pas mauvais.

L'examen des urines fait constater le diabète.

L'analyse donne :

    Quantité, 2,500.

    Densité, 1,037.

    Urée, 15 grammes par litre, 37 en vingt-quatre heures.

Traitement. — Potion de Todd.

              Bicarbonate de soude, 2 grammes.

              Pilules extr. thébaïque, 0,05 centigrammes.

7 juillet. — Même état du côté de la poitrine; le souffle a cependant un peu diminué.

Les urines sont semblables à celles de la veille.

Température axillaire, 38°.

Le 8. — Amélioration de la lésion pulmonaire.

Température axillaire, 37°.

Soif vive; langue sèche, luisante.

Appétit presque nul.

Température axillaire, 38°.

Urines : quantité, 2,700; densité, 1,037; urée, 15 grammes par litre; sucre, 60 grammes par litre.

Les 9 et 10. — État pulmonaire à peu près semblable. On n'entend plus de souffle, mais seulement quelques râles sous-crépitants.

Etat général peu satisfaisant, cependant la malade répond très bien aux questions qu'on lui adresse. Elle se plaint surtout de ne pas avoir de forces et d'avoir la bouche très sèche.

Urines : quantité, 2,000 ; densité, 1,035 ; urée, 14 grammes par litre ; sucre, 38 par litre.

Le 11. — Les symptômes pulmonaires tendent à disparaître. Ce qui domine, c'est un état de faiblesse qui s'accentue chaque jour.

La quantité des urines a baissé, 1,100 grammes ; l'urée est de 14 grammes ; le sucre, 50 grammes.

Le 12. — Elle est prise d'une diarrhée très abondante. Elle ne mange plus ; l'appétit est complètement perdu.

La soif est toujours aussi vive ; les forces sont presque nulles.

L'état du poumon est meilleur, quoiqu'il y ait encore des lésions persistantes en un point localisé. Râles sous-crépitants dans l'aisselle, du côté gauche.

Urines : quantité, 1,700 grammes ; densité, 1,035 ; urée, 14 grammes par litre ; sucre, 50 grammes.

Le 13. — Même état. Urines moins abondantes, 1400 gr.

Le 14. — On trouve la malade très affaissée, dans un état de torpeur dont on ne peut la tirer que difficilement. Son haleine dégage l'odeur chloroformique.

La sensibilité est cependant conservée.

La malade respire avec peine. Cependant la lésion pulmonaire n'a pas progressé et est toujours restée très localisée.

Les urines sont rares ; 1,000 grammes environ.

Le perchlorure de fer, ajouté à l'urine, donne la coloration rouge brun, caractéristique de la présence de l'acétone.

La diarrhée a cessé complètement.

La température est de 37,5.

On supprime l'extrait thébaïque et le bicarbonate de soude.

On ne laisse que la potion de Todd.

Le 15. — On trouve la malade dans un état beaucoup plus sérieux que la veille. Coma presque complet, c'est à peine si on peut réveiller la malade. La dyspnée est très grande, sans qu'on trouve rien de plus que la veille. La malade répand autour d'elle une odeur chloroformique très accentuée. Le pharmacien du service, qui est au pied du lit, demande si la malade n'aurait pas mis du chloroforme sur son mouchoir, tant l'odeur lui paraît forte.

L'urine contient très notablement de l'acétone : le perchlorure de fer donne la coloration rouge brun.

Quelques gouttes d'acide sulfurique donnent à l'urine une coloration rose clair.

La quantité des urines ne peut être évaluée, la malade ayant uriné sous elle.

On trouve 12 gr. 6 d'urée et 44 gr. de sucre.

Température axillaire, 36.

On prend un peu de sang à la malade ; il n'a pas l'aspect laiteux.

Au microscope, les globules rouges sont très nets, déformés. Les globules blancs, en nombre normal, ne sont pas altérés.

Examiné à un fort grossissement, le sang ne contient aucun germe, aucun ferment.

Le soir, la malade est très affaissée et on ne peut obtenir aucune réponse ; la dyspnée est très vive ; la respiration profonde.

Le nombre des respirations n'est pas augmenté, 18 par minute. Pouls petit, 90. Les extrémités sont froides. Température axillaire, 35,5. Odeur chloroformique très accentuée.

Examiné au spectroscope, le sang ne diffère pas du sang physiologique. Les raies d'hématine, d'hématoïdine sont très nettes.

Le 16. — Au matin, la malade est plongée dans le coma le plus profond ; elle respire péniblement ; râles trachéaux abondants. Extrémités froides, glacées. La température axillaire est de 34°. La température rectale de 35°2. L'haleine dégage une odeur chloroformique très accentuée. La malade urine sous elle, mais peu. La réaction par le perchlorure de fer est toujours aussi caractéristique. Il y a toujours du sucre, pas d'albumine.

Le coma s'accuse d'instant en instant, et la malade meurt à onze heures du matin.

Autopsie faite le 17 juillet. — A l'ouverture du corps, il ne s'écoule aucun liquide, ni de la cavité abdominale, ni de la cavité thoracique.

Le sang ne présente pas l'aspect crémeux.

EXAMEN DES ORGANES. — *Cœur.* — Le cœur est petit, en systole ; il présente, à la face antérieure du ventricule droit, une plaque laiteuse de péricardite ; cette plaque présente, à sa surface, des rugosités qui ont l'aspect de pupilles linguales. La plèvre gauche est adhérente au péricarde. A la pointe du cœur, on retrouve une autre plaque laiteuse de péricardite avec les mêmes rugosités. On note une surcharge graisseuse du cœur, surtout du ventricule droit.

A l'ouverture du cœur gauche, le muscle cardiaque ne semble pas altéré ; il y a des nodosités assez nombreuses au niveau du bord libre de la valvule mitrale.

L'aorte, assez souple, présente quelques plaques d'athérome, disséminées surtout sur la valve sigmoïdo-mitrale.

A la coupe du cœur, le muscle cardiaque est très nettement dégénéré, et a subi la dégénérescence granulo-graisseuse dans son tiers extrême.

Poumon. — Le poumon gauche crépite bien dans les parties inférieures, tandis que le lobe supérieur ne crépite pas et résiste sous le doigt.

A la coupe, ce lobe présente l'aspect de la pneumonie grise ; le tissu est très friable.

Un morceau de poumon pris dans ce lobe ne surnage pas. Le poumon droit ne présente pas d'altération.

Foie. — Le foie pèse 1,070 grammes; il est atrophié; sa surface est décolorée, a une teinte argileuse; elle est granuleuse et présente, d'une façon typique, l'aspect du foie clouté.

A la coupe, le tissu du foie est très résistant et présente les mêmes granulations.

Reins. — Les reins ont leur volume normal et se décortiquent difficilement, et, en même temps, on enlève des morceaux de parenchyme rénal.

A la coupe, la substance corticale n'est pas diminuée de volume, mais par places on trouve des points blancs, indice de dégénérescence granulo-graisseuse.

Le *pancréas* ne semble pas diminué de volume.

L'*estomac* et l'*intestin* ne présentent rien d'anormal.

Rate. — La rate est double de volume; elle pèse 250 grammes. A la surface, plérisplénite très accusée.

A la coupe, on trouve des tractus conjonctifs nombreux et épais. Le cerveau, le bulbe, le cervelet, la moelle, ne présentent pas d'altération, du moins à l'œil nu.

EXAMEN HISTOLOGIQUE. — *Reins.* — Le tissu conjonctif intertubulaire est très développé; les tubes sont dilatés par places. L'épithélium des *tubuli contorti* est desquamé en certains endroits; presque partout, il est trouble, granuleux.

L'espace compris entre la capsule de Bowman et le glomérule est très agrandi.

Foie. — Lésions typiques de cyrrhose annulaire. De plus, cellules hépatiques grosses et possédant plusieurs noyaux.

Cœur. — Endo-péricardite ne présentant rien de spécial; muscle cardiaque ayant un peu de dégénérescence granulo-graisseuse.

Les autres organes ne présentent pas d'altération.

Observation II

(Roque, Devic et Hugounenq, *Revue de médecine*, 1892)

Coma diabétique

Le 27 juin, entre à la clinique médicale de l'Hôtel-Dieu, dans la salle Saint-Augustin, un homme de trente-neuf ans, qui est apporté dans le coma.

C'est un homme de forte corpulence, d'aspect vigoureux, qui exerçait, dans une commune des environs de Lyon, la profession de clerc de notaire, et sur lequel on nous fournit les renseignements suivants.

Sa santé antérieure semble avoir toujours été bonne, on ne lui connaît aucun antécédent pathologique. Pourtant, depuis deux ans, il était tourmenté par une soif incessante, qui l'avait entraîné à commettre quelques excès alcooliques. En outre, depuis la même époque, bien que son appétit fût resté excellent il avait graduellement perdu ses forces ; son caractère avait changé ; il n'avait plus son entrain, ni son énergie d'autrefois, sans qu'il eût pourtant rien perdu de son enbompoint.

D'ailleurs il ne se croyait pas malade, et personne dans son entourage ne songeait qu'il eût une affection quelconque. Six jours avant son entrée, le 21 juin, sans aucun excès de fatigue, sans écart de régime, le malade, au réveil, ressentit une lassitude, un brisement général tel, qu'il eut de la peine à se lever. Il s'habilla pourtant, et se rendit à son travail, mais il souffrait d'un mal de tête violent, avait une sensation continuelle de vertige, et trébuchait en marchant comme un homme ivre.

Arrivé à son étude, il fut pris d'une somnolence invincible, qui ne le quitta plus, depuis ce moment. Incapable de tout travail, il rentre chez lui, essaie de prendre un potage, mais le rend une heure après, et s'endort de nouveau.

Son état reste ainsi sans changement, pendant toute la journée du 21 et celle du 22 juin, caractérisé par de la céphalée, de l'hébétude, du vertige, de l'anorexie, des vomissements fréquents et surtout de la somnolence.

Le malade pouvait pourtant se lever, faire quelques pas, répondait aux questions qu'on lui posait, mais évitait de parler et demandait seulement à rester tranquille.

Le 23 juin, la scène n'avait pas changé, quand, le matin, assis sur un fauteuil, immobile, sans parler, il prit brusquement un accès d'oppression. Ses camarades, qui y assistèrent, le décrivent très bien et disent qu'il semblait qu'il eût un poids sur la poitrine, qu'il ne pouvait plus tirer son souffle ; cet accès dura une heure environ, puis disparut pour se renouveler le soir.

Le lendemain, 25 juin, ces accès dyspnéiques furent plus fréquents encore. Les troubles gastriques s'accentuèrent, et l'état d'apathie et de somnolence devint tel, qu'il fallait secouer le malade pour en tirer une parole. Il comprenait d'ailleurs tout ce qu'on lui disait, dès qu'on pouvait éveiller son attention, et n'avait aucune idée délirante.

C'est le 26 juin seulement qu'un médecin du pays fut appelé. Averti par les symptômes observés, et par une odeur spéciale qu'exhalait le malade, il déclara qu'il était probable qu'il s'agissait d'un diabète et ordonna son transport à l'Hôtel-Dieu de Lyon.

Le 27 juin, à son arrivée dans le service, le malade est apporté étendu sur une civière, les yeux à demi fermés, et répond à grand'peine aux questions qu'on lui pose.

On peut pourtant le faire tenir debout pour le déshabiller, il n'a aucune paralysie.

Pendant qu'on le couche, il est pris d'un accès d'oppression à type spécial : sa respiration ne s'accélère pas, elle se ralentit plutôt, mais son inspiration est si pénible qu'il est forcé de s'asseoir, tandis que son expiration très brève se termine par un véritable gémissement. Le malade est pâle, paraît angoissé, et pendant les dix ou douze minutes que dure cet accès on ne peut pas en obtenir un mot.

Il se calme enfin, mais quoiqu'il comprenne ce qu'on lui demande, qu'il dise son nom, sa profession, son domicile, on ne peut obtenir de lui aucune phrase suivie, aucun renseignement sur sa situation. Il est dans un état de torpeur et d'engourdissement dont on ne peut le tirer.

En approchant de son lit, une odeur caractéristique se dégage, odeur aigrelette, ressemblant à celle du chloroforme et de l'alcool du commerce dit *alcool mauvais goût*. Tout le monde autour de lui la ressent, il n'y a pas besoin de sentir son haleine, toute l'atmosphère ambiante en est imprégnée.

Sur notre demande, le malade émet quelques gouttes d'urine ; une analyse sommaire y révèle un très léger disque d'albumine, et une abondante réduction du tartrate cuivrique.

A l'examen, on note alors que la température est normale, plutôt un peu basse, 37°. Le pouls, petit, régulier, un peu vif, bat 110.

La percussion ne révèle rien d'anormal au niveau des poumons. La respiration s'entend partout, mais on perçoit des râles muqueux fins en arrière des deux côtés, mais seulement aux bases. Rien d'anormal au cœur.

La matité hépatique n'est pas augmentée, et la palpation à ce niveau n'éveille aucune douleur. Rien d'anormal du côté du tégument cutané.

Le diagnostic de coma diabétique s'imposait, et, le pronostic étant certainement fatal, nous n'hésitâmes pas à pratiquer au malade une saignée de 300 grammes. Le sang fut recueilli avec toutes les précautions antiseptiques, sous la flamme,

dans des éprouvettes stérilisées. On donna l'ordre de recueillir les urines, et on essaya du traitement alcalin à haute
dose. Le malade, entré à dix heures du matin, succombait le
soir même à onze heures, ayant absorbé 20 grammes de bicarbonate de soude. Il nous paraît inutile d'insister sur les
détails cliniques de cette observation : c'est le tableau classi-
que du coma diabétique.

Entre temps, on avait recueilli 800 grammes d'urine, et
300 grammes de sang qui permirent d'entreprendre les recherches que nous allons relater. Le lendemain, on procéda
à l'autopsie, dont les résultats méritent d'être tout d'abord
consignés.

A l'ouverture du thorax :

On enlève le cœur. Il présente un peu de surcharge graisseuse, pèse 350 grammes, net, dépouillé des caillots, des
vaisseaux et du péricarde. Les orifices sont sains. Il y a un
peu d'insuffisance de la valvule tricuspide, et une légère dila-
tation du cœur droit : quelques plaques d'athérôme sur l'aorte
ascendante.

Le poumon gauche pèse 550 grammes, le poumon droit 690
grammes et se détache avec peine, bridé par quelques adhé-
rences pleurales : tous les deux sont assez fortement congestionnés.

En outre, à la coupe, on note : à gauche, 5 petites caver-
nules, du volume d'une noisette, situées dans le lobe inférieur,
et à la partie inférieure du lobe supérieur. Rien au sommet.

A droite : on observe 7 ou 8 noyaux ayant la dimension
d'une pièce de 10 sous, ou de 20 sous, de couleur grisâtre,
ramollis, diffluents, sans odeur, et ressemblant vaguement à
des noyaux tuberculeux, en voie de ramollissement.

Les ganglions trachéo-bronchiques étaient restés sains,
n'étaient pas dégénérés.

A l'ouverture de l'abdomen : le foie pèse 1,420 grammes ; il ne paraît pas congestionné ; sa face externe est lisse, d'aspect marbré ; sa coupe est d'aspect graisseux, mais l'épreuve du papier est négative. La vésicule, moyennement distendue, contient une bile verdâtre assez épaisse.

En somme, le foie paraissait presque sain; on en recueillit pourtant des fragments, pour l'examen microscopique, qui donne les résultats suivants :

Dans les espaces de Kiernan, on note l'existence de travées scléreuses assez épaisses, mais qui restaient insulaires, sauf en quelques points où on les voyait pénétrer dans les lobules hépatiques.

Mais c'étaient les cellules qui étaient surtout lésées.

Elles apparaissaient profondément dégénérées, très granuleuses, opaques, non colorées par le picro-carmin, pour la plupart dissociées. En outre, en certains points disséminés au hasard, et aussi bien au centre des lobules qu'à leur périphérie, on rencontrait en grand nombre des boules claires : les unes, constituées par des espaces vides ; les autres, remplies d'amas cristallins, probablement des cristaux de leucine et de tyrosine.

A part la cirrhose pigmentaire de Hanot et de Chauffard, les lésions du foie, et surtout celles de la cellule hépatique, ont été rarement notées dans le coma diabétique, elles présentaient ici une grande netteté.

Le pancréas pesait 90 grammes, était un peu dur à la coupe, et présentait à l'examen microscopique des lésions analogues, à la tête, à la partie moyenne et à la queue. Elles consistaient :

D'une part, dans la présence de travées conjonctives, un peu plus denses qu'à l'état normal, offrant, par places, des prolongements, qui pénétraient dans les lobules : en un mot, un peu de sclérose très peu prononcée ;

D'autre part, en des altérations épithéliales : les cellules pancréatiques étaient atteintes de dégénérescence manifeste, elles étaient petites, dissociées, et ne se coloraient pas par le carmin.

C'étaient, en somme, des lésions cellulaires, de même ordre que celles qui avaient déjà été vues pour la cellule hépatique. Mais c'est au niveau des reins que ces lésions devaient se retrouver avec leur maximum d'intensité et de netteté.

Le rein gauche pèse 260 grammes, le rein droit 245 grammes ; à gauche, la capsule est très épaisse, chargée de graisse, et en un point de la face postérieure on trouve, sur l'étendue d'une pièce de 20 sous, un point ramolli, jaune, d'aspect caséeux.

Sur la face externe, on note l'aspect général marbré et la présence de nombreuses étoiles de Verheyen ; puis 3 petites dépressions, du volume d'un pois, où la substance corticale a une couleur grisâtre, ramollie, presque diffluente.

A la coupe, dans les points correspondants aux lésions de la face externe, on trouve divers foyers (5 ou 6 anfractueux, ramollis, de couleur grisâtre, contenant du pus et des débris de parenchyme rénal, déchiqueté ; chaque foyer a le volume d'une noisette. Le foyer principal est situé au quart inférieur ; un d'eux se prolonge dans la substance médullaire.

A droite, l'aspect extérieur est le même ; mais, à la coupe, on trouve à la limite des deux substances, et dans la substance médullaire, une série de traînées hémorragiques. A la partie la plus inférieure du plus considérable de ces foyers sanguins, on voit un point jaune mat, gros comme une lentille, en voie de ramollissement.

Au premier abord, rapprochant ces foyers ulcéreux des reins de ceux que nous avions trouvés dans les poumons, nous songions à une tuberculose rénale ; mais le microscope montra qu'il n'en était rien.

On trouva du côté des reins des lésions similaires à celles

qu'on avait déjà notées au foie et au pancréas, mais à un degré d'évolution plus avancée.

Les espaces connectifs intertubulaires apparurent élargis, légèrement scléreux : les glomérules étaient tuméfiés ; les anses capillaires dilatées ; les capsules notablement épaissies.

Les épithéliums des *tubuli contorti* étaient troubles ; leurs noyaux n'étaient plus colorables par le carmin, leur protoplasma était granuleux, ils étaient irrégulièrement fragmentés.

Observation III

(Muenzer et Strasser, *Arch. f. exper. Pathol.*, XXXII, 1893)

E. B..., trente-neuf ans, femme d'un cordonnier, admise à la clinique le 1ᵉʳ août 1892. Pas d'antécédents héréditaires ni personnels. La malade, qui a accouché pour la cinquième fois il y a un an, dit avoir présenté, à la suite de cet accouchement, un grossissement du bas-ventre, et depuis présente une très grande soif et un grand besoin de manger.

Elle est grande, très amaigrie, avec une peau remarquablement sèche, température normale. A la partie extérieure du menton, correspondant à la canine gauche, une fistule, d'où sort un peu de pus, qui indure le périoste autour de la fistule. Cœur et poumons normaux. Bas-ventre fortement bombé. Tour de ventre à hauteur du nombril, 0ᵐ,85.

Dans le bas-ventre, pas de tumeur, pas de liquide. Foie et rate normaux.

Dans l'urine, pas d'albumine, beaucoup de sucre. Réaction acétonurique assez forte.

Le lendemain, on renouvelle l'analyse par polarisation et l'on détermine la fermentation. Le titre varie entre 7 et 8 pour 100, et l'élimination du sucre, en un jour, est de 300 à 500 grammes.

Le 15 août, réaction évidente par le chlorure de fer ; dès ce moment, un examen presque journalier décèle la présence de l'acétone et de l'acide diacétique.

Le 5 septembre, des recherches faites sur l'acide sébacique donnent un résultat négatif, ainsi que celles faites le 8 octobre sur l'acide oxybutyrique β.

Le 30 octobre de nouvelles recherches sur l'acide oxybutyrique donnent de nouveau un résultat négatif. Après la fermentation, urine optiquement inactive, moins de sucre dans l'urine (de 4 à 6 pour 100).

Le 20 décembre, la quantité d'urine éliminée en vingt-quatre heures est de 3,650 cc. d'urine claire acide ; contenu en sucre, 4,11 pour 100.

Les auteurs donnent, en un tableau, le résultat de l'analyse complète de l'urine. Nous nous contentons de relever la quantité d'acétone éliminée : dans 100 centimètres cubes d'urine = 0 gr. 07985, dans la journée 2 gr. 914.

L'état du malade reste stationnaire jusqu'au 4 février 1893, lequel jour le malade a une fièvre de 38°8.

Le 5 février, la température du matin est de 37°1 ; le soir, 38°9.

Le 6, temp. matin 37°4 ; soir 38°.

La malade, très apathique, se sent très faible. Pouls fréquents rythmique, petit. Respirations profondes, fréquentes, (36 à la min.)

Langue sèche, non chargée. Cœur et poumons non changés.

La malade ne prend aucune nourriture de la journée. Prescriptions : bicarbonate de soude, 5 grammes.

Urines du 6 au 7 février, quantité en vingt-quatre heures, 6.300 cc. Poids spéc. 1,035. Sucre 3,04 pour 100.

Quantité d'acétone, 0 gr. 08364 dans 100 cc. ; par jour 5 gr. 269.

Le 7, malade profondément abattue. Respiration très profonde.

Dans l'urine, 2,57 pour 100 de sucre.

Temp.		
12 h. midi :	34°7.
2 h.	33°4.
4 h.	32°5.
minuit :	mort.

Autopsie donne : marasme complet ; dans les poumons quelques abcès purulents ; dégénérescence des reins.

Observation IV

(Personnelle)

M... (Lucien), entré le 24 octobre 1893 dans le service de M. le professeur Carrieu (salle Combal, n° 11). Il exerce la profession de meunier.

Antécédents héréditaires. — Le grand-père de sa mère a eu la *goutte*, un cousin-germain par le père est mort du *diabète*. Le grand-père paternel, souche commune aux deux cousins, est mort d'une attaque. Les parents et le frère sont bien portants, mais *nerveux* comme notre malade, chez lequel nous trouvons, par conséquent, une *hérédité nerveuse et une hérédité diathésique.*

Antécédents personnels. — Très fort et très robuste jusqu'à dix-huit ans, portant, dit-il, des poids de 300 kilos. Son métier pouvait l'exposer à un traumatisme de la région occipitale, mais il n'a gardé le souvenir d'aucune chute, ou commotion d'aucune sorte.

Engagé volontaire à dix-huit ans, il avait trois ans de service lorsque, après une blennorhagie avec hématurie, il fut puni de quinze jours de prison. Surmené physiquement, mal nourri, mal couché, notre malade se rappelle avoir ressenti pendant cette période un *grand ébranlement nerveux*, et quelque temps après parurent les premiers symptômes de la maladie, pour laquelle il fut réformé, et pour laquelle il entre à l'hôpital : le diabète sucré.

Comme étiologie, nous trouvons donc une période excessive de troubles nerveux, de surmenage physique, agissant chez un sujet atteint d'hérédité nerveuse et diathésique pour provoquer les troubles de la nutrition que nous allons décrire, et que nous considérons comme placés sous la dépendance du système nerveux. Celui-ci intervient mal pour régler les divers échanges entre les tissus, nécessaires au fonctionnement physiologique des divers organes.

Le malade a eu des douleurs sciatiques des deux côtés au début de sa maladie.

Maladie actuelle. — Date de cinq ans (le malade ayant vingt-cinq ans) : *polyphagie, polydipsie* (8-10 litres), *polyurie* : le malade pisse de 5 à 7 litres par vingt-quatre heures. Les urines sont claires, décolorées, au fond du vase un dépôt de phosphates ; *odeur acétonurique* très nettement perceptible ; la densité s'élève à 1037, l'urée éliminée à 40 ou 45 grammes, les chlorures 15 à 20, le sucre, enfin, de 435 à 450 grammes. Il y a donc de l'*autophagie*.

Avec une dénutrition si particulièrement interne, l'amaigrissement a été considérable (15 kilos en trois mois), et les troubles nombreux et variés.

Accidents cutanés. — Peau sèche, écailleuse, rugueuse, érythémateuse, par places à l'avant-bras et aux deux jambes, prurit cutané généralisé et préputial. Intertrigo de la commissure des lèvres. Pas de friabilité des ongles. Pas de rétraction de l'aponévrose palmaire ; œdème des membres inférieurs.

Le malade a eu une abondante éruption de furoncles au début de sa maladie.

Troubles digestifs. — La bouche est sèche, la langue large, crevassée, pileuse, avec proliférations des cellules épithéliales. Gingivite, dents cassées, expulsées de leur alvéole.

Dyspepsie, diarrhée intermittente (crise s), depuis quatorze mois ; foie légèrement hypertrophié, ne dépassant que d'un centimètre le rebord des fausses côtes, non douloureux.

Le malade a de la peine à retenir ses matières fécales, qui sentent l'aigre.

Rien aux poumons.

Rien au cœur.

Œdème vasculo-nerveux aux deux jambes.

ACCIDENT NERVEUX. — *Motilité.* — Lassitude, douleur, fatigue excessive ; la marche est très pénible. Pas de douleur lombaire. Les masses musculaires sont flasques et tombantes. Il ne paraît pas y avoir eu de paralysies limitées à un groupe de muscles. Le réflexe rotulien est aboli des deux côtés.

Sensibilité. — Conservée, amoindrie peut-être à la partie externe de la cuissse droite. Le trijumeau et le sciatique ont été atteints — névralgies frontales et sciatique double aujourd'hui disparues (le malade a eu pris de l'antipyrine), pas de névralgie intercostale, ni d'angine de poitrine — diplopie, ambliopie — bourdonnements dans les oreilles surdité à gauche, attribuée par le malade à une chute ayant intéressé la région et postérieure au diabète — goût et odorat intacts — apathie cérébrale, paresse, perte de l'attention, déchéance génitale, anaphrodisie, balano-posthite rebelle.

Traitement. — Régime approprié — pain de gluten, pas de féculents, boissons et nourriture abondantes, eau de Vichy, vin de Kola — bicarbonate de soude — lait.

Urines du 27 octobre 1893	Urines du 26 octobre 1893
Quantité 6.200	Quantité 5.600

Densité 1037

Urée 733 par litre

Chlorures 440 par litre

Sucre. $\begin{cases} 79.92 \text{ par litre} \\ 495.90 \text{ par 24 heures} \end{cases}$

Densité 1037

Urée 867

Chlorures 310

Sucre 77.77 par litre

Pas d'albumine

Friction au baume Fioraventi sur les membres inférieurs.

Urines du 29 octobre 1893

Quantité 6400

Densité 1634

Urée 5.08

Chlorures 5.30

Sucre. $\begin{cases} 6882 \\ 440 \text{ grammes par 24 heures} \end{cases}$

On constate de l'*acétone* dans les urines — 30 octobre.

Arséniate de soude et opium — 2 novembre, coliques.

Urines du 3 novembre

Quantité 2650

Densité 1040

Urée 8.47

Chlorures 2.40

Sucre. $\begin{cases} 62.16 \\ 164.72 \text{ par 24 heures} \end{cases}$

4 novembre. — Le malade est plus affaissé, il urine beaucoup moins, les troubles de la vue augmentent. Il présente les petites manifestation de l'acétonurie — n'est pas allé du corps depuis 2 jours.

Visage bouffi ; pouls faible, 94 pulsations ; vertiges dans la station verticale.

Lavement avec 50 grammes de glycérine.

7 novembre. — Les troubles de la vue persitent, l'haleine du malade sent nettement l'acétone.

Urines du 8 novembre

Quantité 1350

Densité 1039

Urée 9.04

Chlorures 5.20

Sucre. $\begin{cases} 84.36 \\ 113.88 \end{cases}$

Analyse du 10 novembre.

Q. . . . . ,	2,400
D.	1,033
Urée.	8,26
Chlorure. . .	6,80
Sucre. . . . $\begin{cases} \\ \end{cases}$	84,36 202,46

11. — Perte de connaissance. Pâle, inerte, en résolution, les pupilles dilatées mais sensibles, le malade, dont la vision se trouble de plus en plus, est affaissé, apathique et paraît être en imminence de coma.

12. — Secousses musculaires.

14. — Coma atténué. Stupeur, soubresauts ; beaucoup d'acétone dans les urines.

16. — Respiration ralentie (14 respirations). Incontinence des matières fécales ; débâcle ; moins d'urine.

20. — Les accidents se sont amendés et ont aujourd'hui disparu ; seuls les troubles oculaires persistent légèrement ; le malade commence à se promener dans l'hôpital ; l'acétone, à certains jours, ne se rencontre pas dans les urines. Consécutivement à cette période d'intoxication acétonémique, on remarque, pendant quelques jours, de l'acétonurie intermittente, les urines contenant un jour de l'acétone et n'en renfermant pas le lendemain ; mais ce phénomène ne s'est pas confirmé, et bientôt après, c'est-à-dire depuis trois ou quatre jours, il n'y eut plus d'acétone.

Au commencement de janvier, on a recours, comme tonique, à la méthode des injections de suc testiculaire.

Deux fois par semaine, on pratique régulièrement une injection hypodermique de 1 cc. de suc de taureau.

10 janvier.— Crise diarrhéique très forte, trente selles dans la journée.

11. — L'ordre s'est naturellement rétabli.

16. — Œdème des membres inférieurs, bouffissure de la face. L'analyse des urines indique l'absence d'albumine, mais il existe dans l'urine des peptones.

L'œdème des jambes, surtout le soir, n'est pas continu. Il apparaît et disparaît facilement sans qu'on puisse établir à son sujet des relations nettes; mais le malade suit très mal le régime auquel il est soumis.

Son état ne présente aucune aggravation apparente. Il continue à pisser cinq à six litres d'urine, rend beaucoup d'urée, de chlorure et de sucre (de 200 à 300 gr.). Malgré cette déperdition flagrante, l'amaigrissement n'augmente guère.

La médication alcaline et arsenicale semble perdre tout effet ; les résultats obtenus au début du traitement sont maintenant de valeur négligeable. Le malade rapporte même, à l'emploi de l'arséniate de soude, quelques vertiges ; il affirme, par contre, retirer grand bien des injections testiculaires. De fait, leur effet n'est pas seulement psychique; si d'une part l'analyse des urines et l'état général du malade n'ont fourni aucune donnée nette au point de vue de leur rôle antidéperditeur et tonique, il n'en est pas moins vrai, d'autre part, que leur effet a été certain sur la fonction génésique. Le malade qui, depuis plusieurs années était anaphrodisiaque, a eu deux pollutions nocturnes avec désirs génésiques qui l'ont fortement réjoui. Heureux de ses résultats si aléatoires, le malade se soustrait au régime prescrit ; il mange gloutonnement et s'alcoolise aussi en cachette. Ces excès de table ont occasionné à plusieurs reprises des accidents d'auto-intoxication, et c'est à la suite de l'un d'eux qu'est survenu le coma qui s'est déroulé dans la forme suivante :

5 mars. — Douleurs de tête et de rein.

T.: 40°3. Rien dans les appareils. On pense à la grippe (épidémie régnante) et l'on prescrit de l'antipyrine.

6. — T.: matin, 38°7 ; soir, 39°8.

État général assez prostré, mais pas de symptômes avant-coureurs d'acétonémie.

Dans la nuit du 6 au 7, le coma s'installe d'emblée. T.: 37°5. R.: 32. P.: 120. Il se termine sans la moindre rémission, sans convulsions, par la *mort* qui survient le 7, à une heure après midi, au moment où l'on tentait de faire *in extremis* une saignée avec transfusion de sérum.

Autopsie. — Foie, 2,420 grammes, gros, congestionné (presqu'un foie cardiaque), criant à la coupe (légère cirrhose), qui fait sourdre un sang couleur groseille.

Rien dans la vésicule biliaire.

Rate, 180 grammes.

Pancréas, 75 grammes. Pas d'atrophie.

Reins : gauche, 240 grammes ; droit, 210 grammes. Congestionnés, pigmentés.

A la coupe, fond un peu blanchâtre avec piqueté de points rouges. Sclérose, dégénérescence.

Poumons : pas de cavernes ni de tubercules apparents.

Bronchite aux deux côtés et broncholithe au sommet gauche.

Tous les tissus dégagent fortement l'odeur d'acétone.

CHAPITRE IV

TRAITEMENT

Bien que le coma puisse survenir d'emblée, représentant l'acétonémie à sa plus haute puissance, il est, nous l'avons vu, toute une série d'accidents plus ou moins graves dus à une intoxication lente, progressive, qui précèdent et annoncent le coma final, mais qui peuvent aussi se dissiper sans aboutir à la terminaison fatale.

Ce sont ces accidents avant-coureurs du coma qu'il faut traiter, c'est là que la thérapeutique peut intervenir d'une façon efficace, car, dans le coma proprement dit, toute médication est restée vaine et infructueuse jusqu'à ce jour.

Nous ferons donc surtout de la prophylaxie. Nous savons comment l'acétone se forme dans l'organisme et quelles sont les causes de son hyperproduction. C'est là surtout, dans sa source, que nous devons attaquer l'acétonémie.

Dans la majorité des cas, la fatigue est la cause occasionnelle du coma diabétique. C'est que l'organisme, produisant un excès de travail, se brûle lui-même, il est autophage et désassimile des albuminoïdes en plus forte quantité qu'à l'état normal. En second lieu, le muscle fatigué produit de l'acide lactique. Nous voyons là, autophagisme et acidité anormale, deux causes d'hyperproduction d'acétone. Voyages trop prolongés, surmenage brusque, travail un peu fort, tout ce qui peut, en un mot, être une cause quelconque de fatigue, sera donc soigneusement évité par le diabétique.

Nous savons pourquoi un régime carné exclusif ne doit pas être ordonné au malade ; la combustion des albuminoïdes étant l'origine de l'acétone ; donc, régime mixte.

Nous n'abuserons pas de l'opium, qui détermine la somnolence et facilite l'apparition du coma.

Nous avons vu l'influence des troubles gastro-intestinaux sur l'acétonogénie. Aussi devrons-nous surveiller avec soin le tube digestif et corriger rapidement le plus léger trouble gastro-intestinal.

Nous ferons de la thérapeutique rationnelle, en combattant l'acidité anormale du sang, cause de production d'acétone ; en stimulant les fonctions cutanées (frictions sèches), activant par des diurétiques la sécrétion rénale, utilisant ainsi deux des principales voies d'élimination de l'acétone : la peau et les reins.— Si malgré ce traitement, auquel on peut ajouter des inhalations d'oxygène, les progrès de l'intoxication s'accentuent, le malade est voué à une mort certaine.

Les injections salines, intra-veineuses, n'ont pas donné de résultat, celles de sérum artificiel également.

Tous les cas ainsi traités se sont terminés par la mort.

Dans la *Medical Chronicle* d'août 1891, Reynolds préconise dans le coma le traitement alcalin à dose massive. Il prescrit au diabétique une solution de citrate de potasse, de façon à consommer 3 grammes de sel toutes les heures. Il cite le fait d'un homme qui, soumis à cette médication, vit en trois jours disparaître tous les accidents comateux, en même temps que le sucre reparaissait abondamment dans l'urine et que l'acétone ne s'y trouvait plus.

Dans un cas analogue, Reynolds a également obtenu un succès.

Nous croyons que ce traitement peut donner des résultats, surtout s'il est institué au début du coma.

Nous regrettons de n'avoir pu l'employer, notre malade étant mort peu après une injection de sérum artificiel.

Toutefois, dans des circonstances semblables, nous n'hésiterions pas à l'ordonner. Des raisons sérieuses militent en sa faveur : — Il a déjà donné des résultats, — en s'attaquant à l'acidité anormale du sang, qui favorise la production du coma acétonémique, il est rationnel ; — enfin il remplit à l'égard du malade la condition première de tout traitement : *primo non nocere.*

CONCLUSIONS

1° L'acétone se forme normalement dans l'organisme.

2° L'acétone provient de la combustion des albuminoïdes.

3° Dans plusieurs cas pathologiques, on constate une production exagérée d'acétone. Cette hyperproduction coïncide toujours avec une consommation plus grande des substances quaternaires.

4° L'hyperexcrétion continue d'acétone détermine une lésion spéciale du rein et cause le coma acétonémique.

5° Le coma diabétique est un coma acétonémique.

6° Il n'existe pas de traitement thérapeutique du coma ; le régime mixte et les alcalins constituent son traitement prophylactique.

INDEX BIBLIOGRAPHIQUE

1850 BRAND. — Deutsche Klinik.

1855 PETTERS. — Beobachtungen über fünf Diabetes Kranken (Prager Vierteljahrschrift).

1856 BAUDRIMONT. — Bulletin de thérapeutique.

1857 LAMBL. — Virchow's Arch., XI.

1860 KAULICKE. — Prager Vierteljahrschrift.

1866 MOSLER. — Untersuchungen über die Beschaffenheit des Paro-tiden Sekrets und deren praktische Verwinkung (Berlin. klin. Woch.).

BURESI. — Diabète (Lo Sperimentale).

1872 BÉCHAMP. — Sur la fermentation alcoolique et acétique spon-tanée du foie (Comptes rendus, t. LXXV).

1874 RUPSTEIN. — Ueber das Auftreten des Acetons beim Diab. mell. (Med. Centralblatt, n° 54).

KUSSMAUL. — Zur Lehre von Diabetes mellitus (Deutsche Arch. f. klin. Med.).

1875 BOURNEVILLE et TEINTURIER. — Progrès médical, p. 97.

1877 LECORCHÉ. — Traité du diabète.

1878 KIEN. — Gazette médicale de Strasbourg.

1879 SANDERS et HAMILTON. — Edinburg med. Journ.

1880 QUINCKE. — Ueber Coma diabeticum (Berlin. klin. Woch., n° 1)·

1881 EBSTEIN. — Ueber Drüsenepithelnekrosen beim Diabetes mel-litus (Deutsche Arch. f. klin. Med.).

JÆNICKE. — Deutsche Arch. f. klin. Med.

1882 JAKSCH (R. von). — Ueber das Vorkommen der acetissigaure im Harr. (Deutsche chemische Gesellschaft).

1884 MINKOWSKI. — Ueber das Vorkommen von.... etc. (Archiv. für exper. Path.).

GENNES (De). — Thèse de Paris.

1885 MYA. — Influenza dello stato di reni sulla comparsa della reazione di Gerhardt nelle urine (Giornale della R. Accad. di Med. di Torino).

1885 ROSENFELD. — Ueber die Tustehung des Acetons (Deutsche med. Woch.)

1886 T. CHURTON. — Two cases of non diabetic acetonuria (Brit. med. Journal, novembre 1886).

1887 ALBERTONI et PISENTI. — Azione dell' acetone e dell' acido acetacetico sui reni (Archivio per le scienze mediche, vol. XI, p. 129).

LÉPINE. — Revue de médecine.

1888 BAGINSKI. — Ueber Acetonurie bei Kindern (Archiv für Kinderheilk).

PAWINSKI. — Ueber Acetonurie (Asthma Acetonicum) (Berl. klin. Woch., décembre 1888).

1889 MARRO. — L'Acetonuria e la paura (Giornale della R. Accad. di Med. di Torino, août 1889).

STADELMAN. — Klinisches und experimentelles ueber Coma diabeticum (Deutsche med. Woch.).

1890 DEVOTO. — Riv. gener. ital. di Clin. medica (n° 14, p. 330).

PISENTI et ACRI. — Rene diabetico (Atti dell' Accad. Medica. Chir. di Perugia, vol. II, fasc. 2 et 3).

1891 LORENZ. — Ueber Acetonurie mit.... (Zeitschrift für klin. Med., vol. XIX, p. 19).

REINOLS. — Medical Chronicle (août 1891).

1892 ENGEL. — Mengenverhaltniss des Acetons (Zeitsch. für klin. Med.).

LUSTIG et R. ODDI. — Archives italiennes de biologie.

1893 MUENZER et STRASSER. — Ueber die Bedeutung..... (Archiv. für exper. Pathol., XXXII, fasc. 5 et 6).

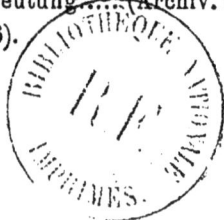